運動機能系
理学療法診断学
下肢編

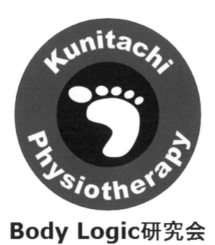

Body Logic研究会

群馬パース大学

城下　貴司

序

　現在本邦は13万人以上の理学療法士が登録されている。自費で国際学会に積極的に発表する理学療法士もいれば、10年以上論文も読まずSNSで得た情報で担当症例の治療プログラムにする理学療法士もいる。理学療法士の質の問題が否定できない、淘汰の時代が到来している。

　本書は題名から推察されるように、本邦の理学療法士が診断能力を高めることができるように執筆した。昨今では医師同様に診断能力が必要となっていると痛感する。特に外来理学療法では本来の疾患名が指示書に記載されていないことがある。例えば、明らかに半月板損傷であるにも関わらずランナー膝（腸脛靱帯炎）と記載がある。新人理学療法士や経験の浅い理学療法士たちは指示書に従って、それらの文献を検索し理学療法プログラムを考える。しかしながら半月板損傷と腸脛靱帯炎は全く異なる疾患であるため、その努力は意味のないものになってしまう。理学療法士自身が独自の専門性を生かして診断する能力が必要となってきている。医師は疾患名をつけるために病態評価を中心に考え診断する。一方で理学療法士は機能を中心に考え機能診断をする。同じ医療従者として異なる視点から症例を診断していく。これは伝統的にいわれていることであるが、とても重要な概念である。誤解を恐れず表現するならば、理学療法士は医師と全く同じ検査技術や知識を追求する必要はなく、独自の専門性を磨き医療現場での見逃しを少なくしていく必要性がある。

　本書は経験のある理学療法士のためにも執筆した。経験がある理学療法士は自身の経験をたよりに治療展開する、一見治療は迅速に見えるが評価が淡泊となり治療が手技や方法論に偏る傾向がある。言い換えれば機能診断よりも自分の出来る方法論ありきで理学療法を進める。そのためその治療手技の適応でない領域や経験したことのない症状や現象を見逃してしまう傾向がある。本書はそのような経験者でも改めて機能診断能力を磨いて頂くことができる内容とした。

　本書の構成は一般的な整形外科的テストだけでなく触診といった基本的なものから機能テストといった応用編まで検査や診断をするために必要な分野まで網羅した。特に第1章や各検査の備考欄には、本来なら専門書1冊分や複数の研究論文の内容を2から3行程度もしくはキーワードで凝縮してまとめた。本書のみでそれらを十分理解することは困難であるが、深く理解したい場合やキーワードの意味が読み取れない場合は、それらの成書の中からキーワードを中心に参考にすると理解が深まり臨床の幅が広がる。言い換えれば、臨床の手掛かりとなるキーワードを多数記載した、読者にはそれらを見つけていただきたい。また論文上に記載されているものをそのまま記載するのでなく、臨床上のポイントなども併せて記載した。以上から、本書は卒前教育から卒後教育まで幅広く採用できる構成とした。

　なお、本書を卒前教育として採用する場合はすべてを網羅する必要はない。本書は卒後教育の内容も含み理学療法士国家試験以上の範囲があるためである。重要と思える内容、臨床の手掛かり、臨床推論思考のためのキーワード、そして隠れキーワード（直接的な記載はないが理学療法士として重要な解剖生理運動学的な考え方）を見つけ、他のスタンダードな成書と併せ、理学療法学科の学生たちにかみ砕いて講義及び実技等で授業を遂行すると素晴らしい授業が展開できると信じている。卒後教育として採用する場合は、復習を兼ねながら新たな引出しを構築し現在担当している症例に採用することで、見逃していた多くの点を発見できるのはないかと期待する。

2021年1月　城下　貴司

目次

第1章

運動機能系理学療法診断学の考え方：
関節可動域制限に着目して

1-1：Examination（理学療法評価法）

　臨床現場で起きている症例の問題点の原因はさまざまである。容易に抽出することは出来ない。学生や経験の浅い理学療法士はその問題点抽出に苦難する。一方でベテラン理学療法士は今までの経験に偏り、それに無理に当てはめようとし創造的な考え方が苦手となる。

　身体運動にはさまざまな要素が関連する。図1は呼吸系、循環系、消化器系、泌尿器系、代謝系、免疫系が基盤として外周にある骨格系、軟部組織系、神経系が成立するという身体運動モデルである。

　以上のように症例を多角的にみる必要がある、すべてを念頭に置いて問題点を抽出するには膨大な知識と経験が必要である。かみ砕いて少しずつ学習していく必要がある。ここでは関節可動域制限を例にして、外周にある骨格系（骨関節系）、軟部組織系（主に筋筋膜）、神経系からまとめていく。

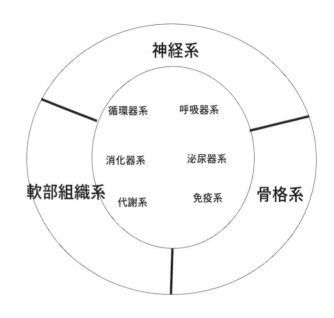

図1　身体運動モデル

1-1-1：The Subjective Examination（主観的評価）

　理学療法評価には大きく主観的評価と客観的評価がある。主観的評価とは主に問診から把握できることである。それには症状の身体図を使用して必ず記載する必要がある。この身体図のことをBody Chart（ボディーチャート）という（図2参照）。

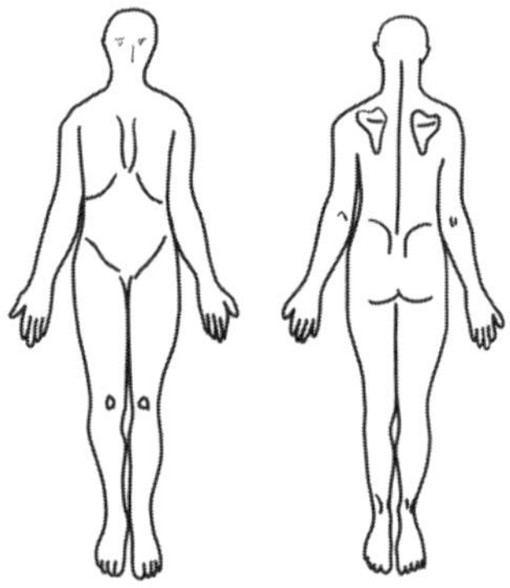

　ボディーチャートには以下の項目を図示していく（文献1）。

・疼痛（Pa, Pb, Pc,,,）、しびれ感（P+N：pins &Needle）
・感覚低下（N：Numbness）、痛みの深度（superficial pain /deep pain）
・痛みの性質（sharp, dull ache, burning, throbbing, shooting）
・痛みの持続性（constant / intermittent）、
・錯感覚（paresthesia）や触覚消失（anesthesia）などを
・椎骨動脈の障害（Vertebral Artery: VA）によるめまい、吐き気、耳鳴り、頭痛などあれば、空欄にVAと記載する。

図2　ボディーチャート

　症例の症状が瞬時に把握ができる様に工夫して記載する。筆者の場合、痛みは黒、しびれは赤、感覚鈍麻は青というようにしている。このボディーチャートが評価の始まりであり、割愛することは決してない。また、ボディーチャートは熟練してくると訴えの多い難しい症例ほど有効である。

　ボディーチャート以外にも、次のような問診も必要である。現病歴や既往歴はもちろん、症状が朝、昼、夕方、夜でどう変化するかを記載する。例えば、夜間痛、朝のこわばり、日中などで変化しないかを問診する。特に関節リウマチでは朝のこわばりがある。また、仕事、運動、姿勢など特定の活動でどのように変化するかなど、環境因子やメカニカルな問題がないかを問診する。

　投球動作で痛い、階段で痛い、車でバックするとき痛いなど、症例の訴える症状を亢進、悪化させる動作、日常の姿勢、動作を特定する、併せて痛みの程度や種類、継続時間も問診する。以上のことを

Aggravating Actives（アグライベイティングアクティビティー）といい、カルテには'Agg'と記載する。一方で、側臥位、坐位など、症例の訴える症状を軽減させる姿勢、動作を特定する。このことをEasing Factors（イージーファクター）といい、'EF'としてカルテに記載する。

　その他、全身状態、過去の手術の経験、感染症（風邪、インフルエンザ等）の有無、体重減少の有無、服用している薬、ステロイドの使用有無、他の関節の状態、排尿障害、脊髄症状などを問診しておく。1ヶ月以内に5-10kgの急激な減少は癌のリスクを疑い、長期のステロイドの服用は骨粗鬆症や骨壊死の原因となり、複数の関節異常は、関節リウマチなど全身性炎症疾患のリスクを疑う。殿部まわりの感覚低下、脱出は馬尾神経の圧迫による排尿障害を疑い、両手両足に手袋状、ストッキング状のびりびり感、しびれ感は脊髄症状を疑う。排尿障害や脊髄症状はレッドフラッグといい理学療法は中止することが原則である。

1-1-2：The Objective Examination（客観的評価）
　主観的評価では「痛み」の評価に偏ってしまう、主観的評価を補うために客観的評価がある。客観的評価とは、レントゲン、CT、MRIなどの画像所見だけでなく、触診、自動運動、他動運動、筋力テスト、神経学的検査、整形外科的テスト等からわかることである。本書では理学療法士が診断するために必要なこれらの検査や評価を中心にまとめた。

1-1-3：Movement Diagram（ムーブメントダイヤグラム）
　メイトランドが考案したムーブメントダイヤグラム（文献1）は初期の理学療法教育にも最適と思われる。学生や経験の浅い理学療法士は問題点抽出を単純に「痛み」だけ、「関節可動域制限」と短絡的にとらえやすい。問題点が短絡的だとその後の理学療法プログラムはより短絡的になってしまう。そのような事にならないために有効な手段である。

　まず、ＡＢＣＤの長方形を描く、ＡＢの長さが正常可動域である。この場合の正常可動域とは本来症例が持っている正常可動域として判断していい。次に、その制限因子を記載する。Ａから関節を動かしセラピストが、まず抵抗感を感じた場合「R1」と抵抗感を感じた時点で記載する。それが関節をさらに動かすことでどのように変化していくかを図示する。最終的可動域でも抵抗感により制限があった場合は「R2」と記載する。痛みについても同様に、可動域途中から痛みが出現した場合は、その時点で「P1」と記載する。最終可動域でも痛みにより、関節可動域を制限していた場合は「P2」と記載する。制限にしても痛みでも、その抵抗感や痛みに余裕がある状態で関節可動域が制限された場合は「R'」もしくは「P'」と記載する。

　図3は、正常可動域の30％程度の可動域しかないことを示している。まず抵抗感を感じてから痛みが出現していることがわかる。最終的には痛みでなく抵抗感により関節可動域が制限を受けていることが一目瞭然であり、非常にわかりやすい。しかしながら、セラピストの評価はここで終わらない、むしろ始まりでしかない。症例Ａの場合、セラピストは痛みよりも痛み以外の制限因子に着目し、さらに詳細に評価をすすめ問題点をさらに明確に抽出して行く必要がある。

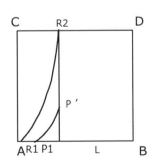

図3　症例A　Movement　Diagram

　いくつかの例を挙げたので、それぞれ考えてみる。図4の症例Bは痛みが先に出現するが、最終的には抵抗感が原因となる。この場合は、原則的に痛みよりも制限因子に着目していく必要がある。図5の症例

Cは痛みが先に出現し制限因子はわずかでしかない。最終的にも痛みが原因となる。この場合は、原則的に痛みに着目していく必要がある。さらにやや痛みが強いため、その管理には注意が必要である。図6に例題を設けた。症例Dはどのような現象であるのかを考えてみよう。

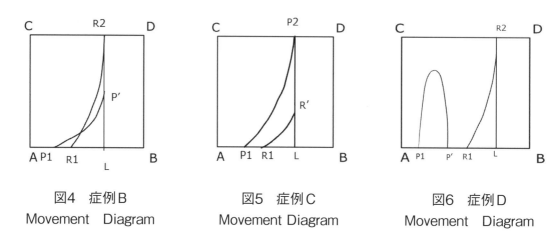

図4　症例B
Movement　Diagram

図5　症例C
Movement Diagram

図6　症例D
Movement　Diagram

　図7症例Eは関節を動かす前から痛みが出現している状態である。最終域でも痛みが原因となる。この場合は、痛みに着目していく必要がある。さらに痛みが非常に強く、イリタビリティーという現象が生じている可能性が高い。そのため理学療法は安静となり治療は原則的に禁忌となる。
　Irritability（文献1）とは被刺激性と訳されるが、その本来の意味が伝わりづらい。イリタビリティーとは痛み刺激に対して、その痛みの感覚がどのくらいの時間継続したかを示す指標である。本書では無理に翻訳せずに‘イリタビリティー’として扱う。詳細に評価したければ、図8の評価指標を使用することがある。

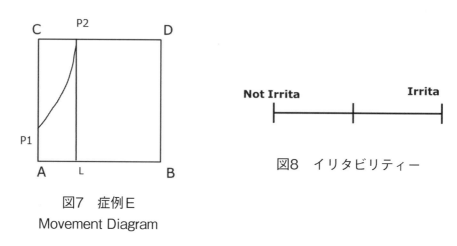

図7　症例E
Movement Diagram

図8　イリタビリティー

　以上のように、関節可動域に制限があった場合、原因が痛みで関節可動域が制限されているのか、それとも痛み以外の制限因子によるものなのか整理することが視覚的に容易に可能となる。
　次に、「痛み」と「制限因子」について考えていく。

1-2：Pain（痛み）とは

　痛み（Pain）の概論をまとめる。「痛み」とは実質的または潜在的な組織損傷に結びつく、あるいはこのような損傷を示す言葉を使って述べられる。不快な感覚・情動体験である（国際疼痛学会）。その特徴は主観的な感覚が主であり、客観的評価が困難である。痛みのメカニズム（発生機序）によって図9のような3つの分類がある（文献2）。

＜侵害受容性疼痛（一次痛と二次痛）＞

外傷、術後疼痛などが代表的である。高閾値侵害受容器が反応し一次痛といわれるものと、変形性膝関節症や関節リウマチの関節痛、慢性腰痛症などが代表的でポリモーダル受容器が反応し二次痛といわれる2種類がある。何ら外力（侵害）を受けたことが原因となるもの。

＜神経因性疼痛＞

視床痛、幻肢痛、CRPS、坐骨神経痛、脊髄損傷後の麻痺性疼痛など、神経系が損傷したことが原因となるもの。これは制限因子（神経系）のところでも記載する。

＜精神心因性疼痛（非器質性疼痛）＞

葛藤など心的因子が原因となり、鬱性疼痛、ストレスなどがあるもの。

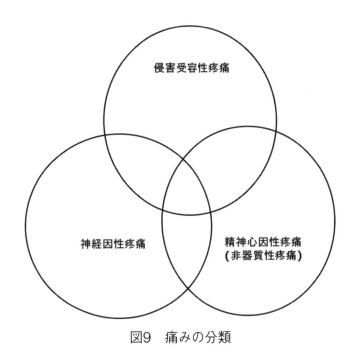

図9　痛みの分類

詳細な生理学的メカニズムは成書に譲るが、同じ痛みでもそのメカニズムによって原因が異なる。例えば野球のデッドボールによる痛みと、デスクワークをしたことによる頸部や肩周囲の痛み、長時間運転による足の痛みなどである。これらは全て「痛み」として包含されるが、その原因は上述から解剖生理学的伝導路やメカニズムはすべて異なる。結果的に理学療法も各々異なる展開をしていかなければいけないことになる。

1-3：Limiting factor（制限因子）
1-3-1：骨格系（骨関節系）

次いで、痛み以外の制限因子についてまとめる。前述のように関節可動域制限因子は最低でも骨格系（骨関節系）、筋障害（筋膜を含む軟部組織）そして神経障害の3つは考えておく必要がある。飽くまで筆者の印象だが、本邦の運動器系理学療法では伝統的にマッサージ文化があるためか、原因を表層の軟部組織由来として整理する傾向がある。考え方の順番はむしろ逆であり、まず深部の骨格系から考え整理し、それでも整理がつかない場合や問題点が解決方向に進まない場合は、少しずつ表面に存在する筋や筋膜といった軟部組織そして神経系を考えていく方が整理しやすい。建築物で例えるなら、基礎である骨組みを正しく組み立てていなければ、いくら外装に建築費を費やしても、その建築物はいずれ倒壊する。そのような建築物に外装のみ補修を繰り返してもその場しのぎとなる。

それでは、まず骨格系である骨関節系についてまとめる。関節を考えるには2つの柱がある。それは骨運動学（osteokinematics）と関節運動（arthrokinematics）である。

骨運動学とは、屈曲、伸展、外転、内転、外旋、内旋運動といった生理学的運動（physiological movement）のことを意味する。分類として、振子運動（swing）、蝶番振子運動（cardinal swing）、彎曲振子運動（arcuate swing）、軸回旋（spin）がある。この骨運動を評価するためには、自動運動（active movement）と他動運動（passive movement）などをする。特に脊柱でそれをすることを、PPIVM（passive physiological interverbal movements）といい、臥位で棘突起間にセラピストの母指を触知し伸展、屈曲、側屈、回旋のPPIVMをする（文献3、4）。

一方で関節運動学（arthrokinematics）とは、いわゆる副運動（accessory movement）のことで関節包内運動のことを意味する。副運動は関節の遊び（Joint play）と構成運動（component motion）の2つ

がある。関節の遊びとは、筋が弛緩した状態でゆるみの肢位（loosed packed position）で他動的に生じる骨運動を伴わない関節面の動きをいう。なお、ゆるみの肢位（loosed packed position）とは、関節周囲の組織や靭帯、関節包など全ての関節に影響する因子が弛緩している状態のことを意味し、その反対を閉まりの肢位（close-packed position）という（文献5）。運動の種類は離開／牽引（distraction/traction）、圧迫（compression）、すべり（glide/ slide）・軸回旋（spin）がある。一方で構成運動は、自動運動に伴っておこる関節包内運動のことを意味する。運動の種類は、すべり、転がり、軸回旋が組み合わせ生じる生理学的運動である。構成運動は図10のように凹凸の法則としても知られている（文献6）。骨運動学でも軸回旋があるが骨運動学は関節包外の運動に対して、関節運動学は関節包内の運動のため視覚的に認識できない。

　この関節運動学を評価するためには、図11のようにゆるみの肢位で、関節面を引き離したり（distraction/traction）、関節面に対して横方向に動かしたり（glide）、関節面への圧迫（compression）などをする。特に脊柱でそれをすることをPAIVM（passive accessory interverbal movements）といい、関節の遊びをみるテストとして捉えても差し支えない。評価だけでなく治療としても採用されることもある（文献3、4）。

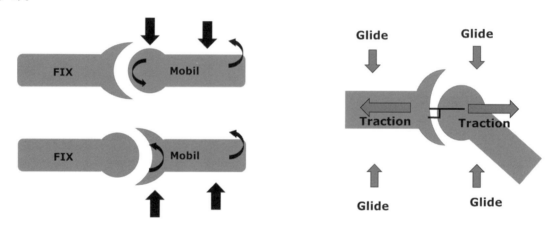

図10　構成運動　component motion　　　図11　治療面と離開　Treatment　Plane

1-3-2：軟部組織障害（主に筋筋膜）

　次に関節可動域制限因子として：軟部組織障害に視点を変える。この分野は3つの領域の中で最も整理されていない分野である。

　まずは解剖である、軟部組織（広義）とは、支持組織（supporting tissue）の一つである。支持組織とは中胚葉由来で、その分類は軟骨組織、骨組織、血液とリンパ、そして結合組織（＝広義：支持組織）に分類される。結合組織（connective tissue）とは、疎性結合組織（loose connective tissue）と密性結合組織（強靭結合組織）（dense connective tissue）、細網組織（reticular tissue）、脂肪組織（adipose tissue）等がある、このうち密性結合組織は平行密性結合組織と交織密性結合組織に分類される。平行密性結合組織は膠原線維の走行が一定しており、腱、腱膜、靭帯、弾性組織などに存在する。一方で交織密性結合組織は膠原線維の走行が一定しておらず、真皮、筋膜、骨膜、髄膜、眼球の強膜などに存在している。

　以上の解剖学的特徴から、原則的に腱、腱膜、靭帯、弾性組織などではその走行に沿って平行もしくは直角にストロークして治療する、一方で真皮、筋膜、骨膜などでは手掌全体で接触するなど触知する面積を広くとることでリリースするようなアプローチなどが紹介されている。

　近年、アナトミートレイン（文献7）という考え方が紹介されることが多くなった。アナトミートレイ

ンとは身体にはスーパーフィシャルバックライン、スーパーフィシャル
フロントライン、ラテラルライン、スパイラルライン、ディープフロン
トライン、アームラインという筋筋膜経線が存在し、これら筋筋膜経線
は全身の筋筋膜を結合組織の三次元的な集合体とみなし、筋群が筋膜を
経てほかの筋群へ連結し力学的伝達作用があるのではないかという考え
方が一般的と思われる。

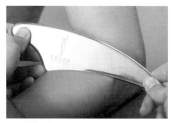

図12　Ergon IASTM

　以前から、PNF（proprioceptive neuromuscular facilitation；固有受
容性神経筋促通法）という治療コンセプトでは直線運動でなく対角線上に運動すること。筋筋膜や腱の
走行から螺旋状に運動連鎖すること。筋連結という考え方で他の筋群への連結すること等はさまざまな
分野で関連事項は説明されてきた。しかしアナトミートレインほど明確に複数のラインを提唱し説明し
たものは見当たらなかった。

　未だ機序は不明確なものや説明しづらいものもあるが、近年の軟部組織に対する理学療法では着目さ
れている考え方である。例えば、Ergon® IASTM（文献8）などはこの考え方を応用した軟部組織モビ
ライゼーションである（図12）。

1-3-3: 神経障害

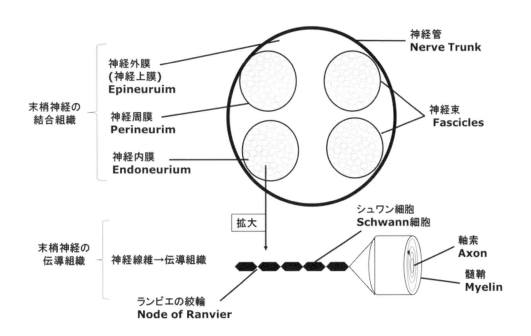

図13　神経の解剖

　最後に関節可動域制限因子として神経障害に視点を置く。今までは「痛み以外の制限因子」として考
えてきたが、この分野は「痛み」と完全に切り離して考えることが困難である。「痛み」とも関連しなが
ら説明する。

　まずは解剖である。神経管は神経線維、神経内膜、神経周膜、神経外膜（神経上膜）の順に表層に位
置する。すべて「神経」と名付けられているが、神経伝導組織として機能するのは神経線維のみである。
そのほかは結合組織として外周を覆っているだけである。

　末梢神経損傷の疾患としての分類はいくつかあるが、発生機序による分類を紹介する。切創などによ
る開放性や骨折、バーナー症候群による腕神経損傷など、受傷機転や発症日が明確なものを急性発症と
いう。一方で胸郭出口症候群、肘部管症候群、ギヨン管症候群、手根管症候群、梨状筋症候群、感覚異

常性大腿痛、ハンター管症候群、足根管症候群、モートン病など、受傷機転が不明確で発症日が明確に出来ないものを慢性発症という。重要なことは、絞扼性神経障害（entrapment neuropathy）という表現は慢性発症を意味することである。

　神経障害を整理する上で、重要なことの一つに「伝導組織である軸索が直接損傷している病態」と「軸索は損していない病態」を整理する必要がある。言い換えれば神経内の損傷があるかないかということである。損傷部位やそのメカニズムにより圧迫で誘発される場合と伸張で疼痛が誘発される場合があり、その後の理学療法が全く異なることになり、この現象をセラピストは十分整理しておく必要がある。神経障害の機能障害分類には以下のものが報告されているので紹介する。

＜神経因性疼痛過敏症（NPSH）＞

　末梢神経から送られるさまざまな信号が、誤認識し激痛として脳に伝えられるという状態である、例えば、A線維がC線維のように振る舞い、無害な入力が中枢性感作を促進するようになる（文献9）。これらの状況下では、軽い触刺激、関節の動き、または筋肉の収縮の通常は無害な刺激が激痛として伝達される（文献10）。このような異常な痛覚過敏状態のことをNeuropathic pain sensory　hypersensitivity(NPSH)という、治療は難渋する。

＜神経因性圧迫ニューロパチー（CN）＞

　椎間板ヘルニア、頚椎症性神経根症や狭窄症などによる神経根症状や脊髄症状、そして手根管症候群による手根管での直接圧迫による損傷がよい例である。神経内の軸索が直接的に圧迫されることにより神経伝導機能に異常を来す。例えば反射、感覚、運動が障害する。以上の状態が神経因性圧迫ニューロパチー（Neuropathic Compression Neuropathy：CN）という。治療原則は牽引などの圧迫の除圧である。

＜末梢神経感作（PNS）＞

　梨状筋症候群などが代表的であるが、神経周囲にメカニカルな異物等が癒着し、神経の滑走に問題が生じている場合、軸索は強い伸張刺激や圧迫に対して「痛み」として過敏に反応することがわかっている（文献11,12）。しかしこの場合、軸索に大きな問題は生じていないため反射、感覚、運動などの神経学的検査は正常であることが多い（文献13）。時間が経過すれば回復するが、繰り返し伸張刺激や圧迫が加わると軸索は軽度な刺激でも過敏に反応する、いわゆる感作を起こす。以上の状態が末梢神経感作（Peripheral Nerve Sensitization：PNS）という。治療原則は神経に対する伸張刺激や圧迫を抑制するように神経周囲癒着を改善し滑走を促通することである。

　以上から、神経障害があるからといって神経テンションテクニックやスライダーテクニックを安易に採用するにはリスクがあることがわかる。例えばCNにもかからずPNSとして治療を展開した場合を考える、これは機械的圧迫等で損傷している伝導組織を除圧せずに伸張刺激を加えることになる。圧迫されたまま伸張されるので、より伝導組織が損傷することが示唆される。

　図14は神経系理学療法の戦略を整理するための神経障害の分類図である（文献14,15を一部改変）。まず、LASSスケールで問診をする。12点以上の場合は、神経因性疼痛感覚過敏症（NPSH）を疑う。12点未満の場合は、腱反射、表在感覚、筋機能などの神経学的な検査をする。陽性だった場合は神経因性圧迫ニューロパチー（CN）を疑う。陰性の場合は筋骨格系か末梢神経感作（ＰＮＳ）を疑う。次に神経テンションテストなどの神経ダイナミックテストや神経の触診で圧痛テストをする。陽性の場合はPNSを疑い、陰性の場合は筋骨格系の問題を疑う。以上のように整理していくと、問題点を整理しやすい。

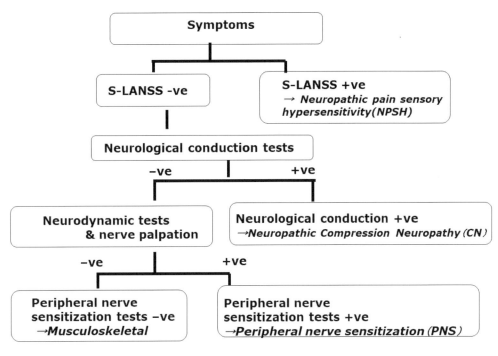

図14　神経障害の分類

1-4：Contraindications & Precautions（禁忌と注意事項）

　骨格系（骨関節系）、筋障害（筋膜を含む軟部組織）そして神経障害に対する治療の原則禁忌となる場合を表1に、注意を要する場合を表2に示した（文献16を一部改変）。

表1：禁忌となる場合

- 脊髄症状（レッドフラッグ）
- 馬尾圧迫症候群
- 多恨性症状
- 関節リウマチの環軸関節の前方脱臼など
- 急性炎症性疾患
- 重度な骨粗鬆症（パルス療法などによる）
- 治療部位の感染、血腫、出血等
- 軟部組織の石灰化（異所性骨化様の状態）
- S-LANSS スケール　12点以上
- 悪性腫瘍
- 不定愁訴が顕著
- 非協力的な症例　等
- 該当筋および腱の断裂
- 治療部位の感染、血腫、出血等

表2：注意を要する場合

- 短縮筋（Shortening）の場合
- 安易なオーバープレッシャーテクニック
- 過可動性
- 妊娠
- めまい
- 骨粗鬆症等

＜第1章　参考文献＞

1）Maitland CD: Vertebral manipulation, 6th edition, Butterworth　Heinemann, London, 1986,

2）細田多穂（著, 編集）, 柳澤 健（編集）：理学療法ハンドブック　改訂第4版　　第1巻 理学療法の基礎と評価第16章　痛み , 協同医書出版社, 2010.

3）Kisner C, Colby LA : Therapeutic exercise-foundations and techniques, 6th ed, F.A. Davis, Philadelphia, 2018.

4）Willams PL, Warwick R(Ed) : Gray's anatomy, 38th ed, Churchill Livingstone, Edlinburgh, 1989.

5）Magee DJ : Orthopedic physical assessment, 4th ed, Saunders, Philadelphis, 2002

6）Kaltenborn FM ;Manual mobilization of the joints: joint examination and basic treatment, 7th ed Vol, Ⅰ , The extremities, Norlis, Oslo, Norway, 2011

7）Thomas W, Myers : Anatomy Trains: MyofascialMeridians for Manual and Movement Therapists, Churchill Livingstone, 2001

8）Konstantinos Fousekis et al,　　The effectiveness of Instrument-assisted soft tissue mobilization technique (Ergon©Technique), cupping and ischemic pressure techniques in the treatment of amateur athletes' myofascial trigger points ;Journal of Novel Physiotherapies, July 16, 2016 (URL;https://www.omicsonline.org/open-access/the-effectiveness-of-instrumentassisted-soft-tissue-mobilization-techniqueergon-technique-cupping-and-ischaemic-pressure-technique-2165-7025-S3-009.php.?aid=76473)

9）Decosterd, I, A. Allchorne, and C.J. Woolf, Progressive tactile hypersensitivity after a peripheral nerve crush: non-noxious mechanical stimulus-induced neuropathic pain, Pain, 2002. 100(1-2): p. 155-62.

10）Campbell, J.N. and R.A. Meyer, Mechanisms of neuropathic pain, Neuron, 2006. 52(1): p. 77-92.

11）Bove, G., Light, A. : The nervi nervorum: missing link for neuropathic pain? Pain Forum 1997、6(3):181–90.

12）Zochodne, D : Epinual peptides: a role in neuropathic pain, Canad J Neurol Sci 1993、20:69–72.

13）Zusman, M : Mechanisms of peripheral neuropathic pain: implications for musculoskeletal physiotherapy. Phys Ther Rev 2008、13(5):313–23.

14）Walsh J, Hall T: Classification of low back-related leg pain: do subgroups differ in disability and psychosocial factors? J Man Manip Ther, 2009, 17 (2): 118-23.

15）Schäfer, A., Hall, T. M., Ludtke, K., Mallwitz J., Briffa, N.K.;Interrater reliability of a new classification system for patients with neural low back-related leg pain, J Man Manip Ther, 2009、17(2):109–17.

16）Simons DC, Travell JG, Simons LS;Myofasicial Pain and Dysfunction, The Trigger Point Manual, Vol 1: Upper Half of Body, 2nd ed, Williams & Wilkins, Baltimore.

第 2 章
HIP（股関節）

Flexion adduction internal rotation test : FADIR test（フィーダーテスト）/ Femoroacetabular Impingement test（FAI test）

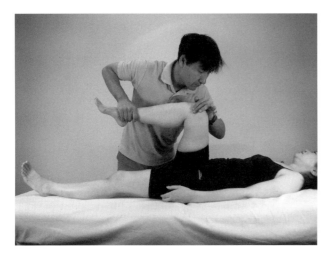 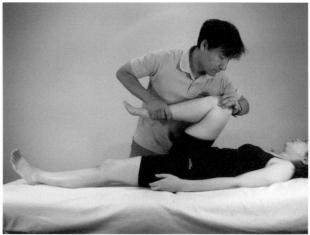

目的：関節唇損傷もしくは臼蓋や骨頭部の形成不全を検査

方法：

　症例は背臥位とし、セラピストはまず股関節90度屈曲位にさせる。その後、最大内転内旋位にさせる。痛みや制限が陰性であれば、股関節を最大屈曲にしてから、最大内転内旋位で痛みや制限を評価する。

陽性：

　股関節部の痛みが出現する。

ヒント：

　関節唇損傷もしくは臼蓋や骨頭部の形成不全を疑う。

備考：

• 股関節痛み部位を指すポーズをCサインという。

• FADDIR test（ファーダーテスト）ともいわれる。

• 梨状筋テストはFAIR test（フェアテスト）と混同しないように注意する。

＜エビデンス＞
信頼性　κ =0.58
感度　　0.78
特異度 0.10
陽性尤度比 0.86
陰性尤度比 2.3

メモ：

参考文献：

Cibulka MT, White DM, Woehrle J, et al. Hip pain and mobility deficits--hip osteoarthritis: clinical practice guidelines linked to the international classification of functioning, disability, and health from the orthopaedic section of the American Physical Therapy Association. J Orthop Sports Phys Ther. 2009;39(4):A1–25. doi:10.2519/jospt.2009.0301. http://www.orthopt.org/ICF/HipPainMobilityDeficits-HipOA-ClinicalGsideline-2009-02-21.pdf

Martin RL, Sekiya JK. The interrater reliability of 4 clinical tests used to assess individuals with musculoskeletal hip pain. J Orthop Sports Phys Ther. 2008;38:71–77. doi:10.2519/jospt.2008.2677.

Prather H, Harris-Hayes M, Hunt DM, Steger-May K, Mathew V, Clohisy JC. Reliability and agreement of hip range of motion and provocative physical examination tests in asymptomatic volunteers. PM R. 2010;2:888–895. doi:10.1016/j.pmrj.2010.05.005.

Click test（クリックテスト）

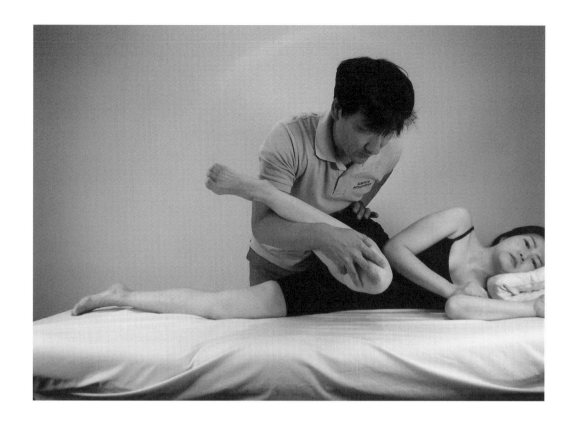

目的：関節唇損傷を検査

方法：

　症例は側臥位とし、セラピストの遠位手は症例の大腿部を把持し、近位手は骨盤帯を固定する。遠位手で股関節を屈曲、内転そして内旋させ掃くように2、3回繰り返す。反対側も行い比較する。

陽性：

　クリック音や痛みが出現する。

ヒント：

　股関節関節唇損傷を疑う。

<エビデンス>
　信頼性 κ =0.48
　感度　　NT
　特異度 NT
　陽性尤度比 NT
　陰性尤度比 NT

メモ：

参考文献：

Browder D, Enseki K, Fritz J. Intertester reliability of hip range of motion measurements and special tests. J Orthop Sports Phys There. 2004; 34:A1

Drehmann sign（ドレーマン徴候）

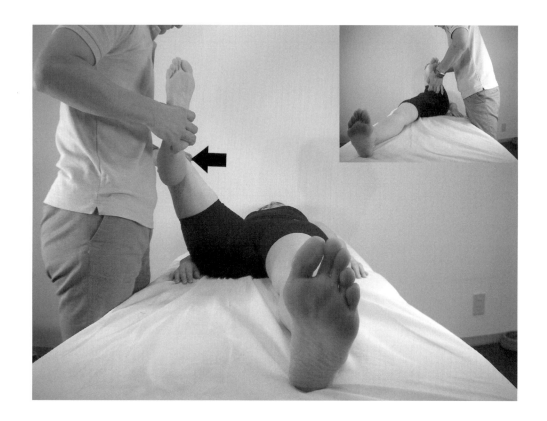

目的：大腿骨頭すべり症や骨頭壊死を検査

方法：

　症例は背臥位とし、セラピストは股関節を他動的に屈曲する。

陽性：

　股関節屈曲と同時に外転、外旋現象が出現する。

ヒント：

　大腿骨頭すべり症や骨頭壊死を疑う。

備考：

　• このテストは大腿骨頭すべり症の検査だが、骨頭被覆や骨盤アライメントの推察にも
　　応用できる。

メモ：

参考文献：

Klaus Buckup, M., Clinical Tests for the Musculoskeltetal System, ed. t. Edition2012, Stuttgart・New York・Delh・Rio Janeiro: Thieme.p201-2.

Hip scour（ヒップスカウアー）

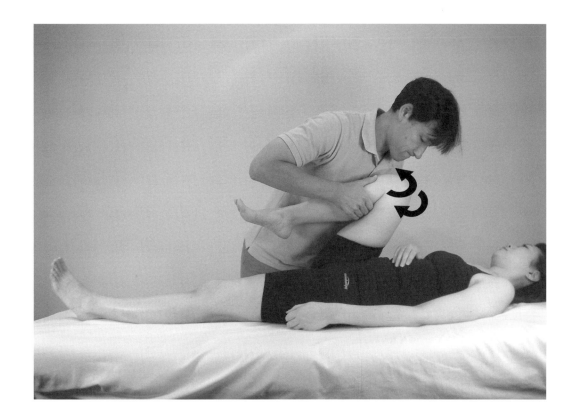

目的：主に関節唇損傷を検査

方法：

　症例は背臥位とし、セラピストは患側下肢の股と膝関節を最終域まで屈曲する。両手で大腿骨遠位端を把持し、屈曲・内旋・内転と屈曲・外旋・外転を行う。症状（クリック、キャッチング）が陰性ならば、さらに大腿骨軸に圧迫を加えて同様の動きを行う。

陽性：

　クリック音、キャッチング音が出現する。

ヒント：

　関節唇損傷を疑う。

```
＜エビデンス＞
　信頼性 NT
　感度　　0.75
　特異度 0.43
　陽性尤度比 1.32
　陰性尤度比 0.58
```

メモ：

参考文献：

Cibulka MT, White DM, Woehrle J, et al. Hip pain and mobility deficits--hip osteoarthritis: clinical practice guidelines linked to the international classification of functioning, disability, and health from the orthopaedic section of the American Physical Therapy Association. J. Orthop. Sports Phys. Ther. 2009;39(4):A1?25.

Maslowski E, Sullivan W, Forster Harwood J, et al. The diagnostic validity of hip provocation maneuvers to detect intra-articular hip pathology. PM R. 2010;2:174?181.

Narvani AA, Tsiridis E, Kendall S, Chaudhuri R, Thomas P. A preliminary report on prevalence of acetabular labrum tears in sports patients with groin pain. Knee Surg. Sports Traumatol. Arthrosc. 2003;11:403?408.

Log roll test（ログロールテスト）

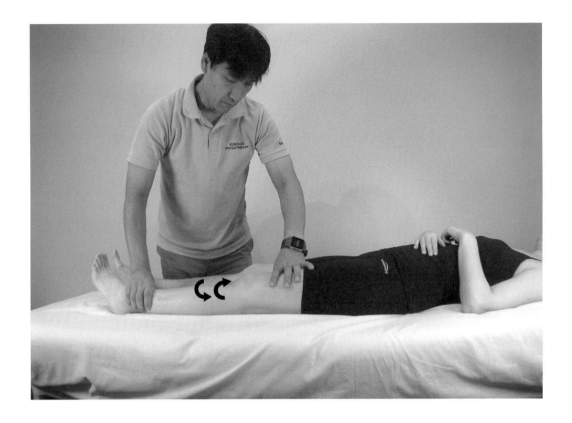

目的：寛骨臼大腿関節内のインピンジメントによる関節内組織を検査

方法：

　症例は背臥位とし、セラピストは中間位から最大内旋と最大外旋に動かす。

陽性：

　クリックもしくは緩みが出現する。

ヒント：

　関節内組織の損傷、緩みは浅い臼蓋を疑う。

```
＜エビデンス＞
　信頼性　κ =0.61
　感度　　NA
　特異度 NA
　陽性尤度比 NA
　陰性尤度比 NA
```

```
メモ：
```

参考文献：

Blakey, C. M., Field, M. H., Singh, P. J., Tayar, R., & Field, R. E. (2010). Secondary capsular laxity of the hip. Hip international: the journal of clinical and experimental research on hip pathology and therapy, 20(4), 497–504.

Cibere, J., Thorne, A., Bellamy, N., Greidanus, N., Chalmers, A., Mahomed, N., ... Esdaile, J. M. (2008). Reliability of the hip examination in osteoarthritis: effect of standardization. Arthritis and rheumatism, 59(3), 373–381. doi:10.1002/art.23310

Prather, H., Harris-Hayes, M., Hunt, D. M., Steger-May, K., Mathew, V., & Clohisy, J. C. (2010). Reliability and agreement of hip range of motion and provocative physical examination tests in asymptomatic volunteers. PM & R: the journal of injury, function, and rehabilitation, 2(10), 888–895. doi:10.1016/j.pmrj.2010.05.005

Martin, R. L., & Sekiya, J. K. (2008). The interrater reliability of 4 clinical tests used to assess individuals with musculoskeletal hip pain. The Journal of orthopaedic and sports physical therapy, 38(2), 71–77. doi:10.2519/jospt.2008.2677

FABER test/Patrick test (フィーバーテスト/パトリックテスト)

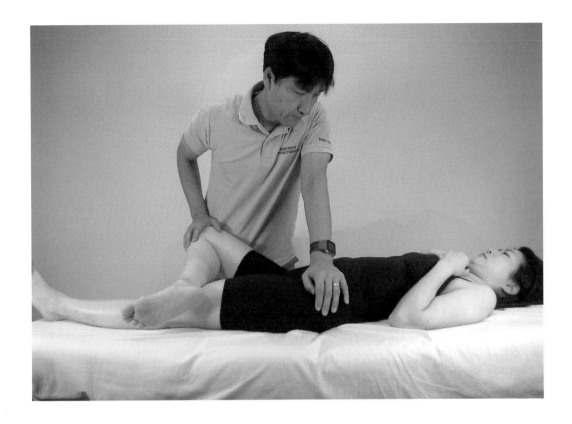

目的：変形性疾患や炎症性反応を検査

方法：

　症例は背臥位姿勢となり、セラピストは患側股関節を屈曲、外転、外旋させ、その下肢の外果部を反対側膝上にのせる。近位手は検査側と反対の前上腸骨棘を固定する。遠位手は患側膝内側部に当て下方に圧迫する。

陽性：

　圧迫したとき股関節部に痛みが出現する。

ヒント：

　股関節の変形性疾患や炎症性反応、前方関節包のタイトネス、関節唇損傷等を疑う。

備考：

- F:flexion AB：abduction ER：external Rotationの略である。
- インクリメーターを使用するとより客観的に計測が可能である。

<エビデンス>
信頼性 NT
感度　　0.82
特異度 0.25
陽性尤度比 1.09
陰性尤度比 0.72

参考文献：

Delitto, A., George, S. Z., Van Dillen, L. R., Whitman, J. M., Sowa, G., Shekelle, P., Denninger, T. R., et al. (2012). Low back pain. The Journal of orthopaedic and sports physical therapy, 42(4), A1–57. doi:10.2519/jospt.2012.0301

Sipko, T., Grygier, D., Barczyk, K., & Eliasz, G. (2010). The occurrence of strain symptoms in the lumbosacral region and pelvis during pregnancy and after childbirth. Journal of manipulative and physiological therapeutics, 33(5), 370–377. doi:10.1016/j.jmpt.2010.05.006

Simopoulos, T. T., Manchikanti, L., Singh, V., Gupta, S., Hameed, H., Diwan, S., & Cohen, S. P. (2012). A systematic evaluation of prevalence and diagnostic accuracy of sacroiliac joint interventions. Pain physician, 15(3), E305–344.

Burns, S. A., Mintken, P. E., Austin, G. P., & Cleland, J. (2011). Short-term response of hip mobilizations and exercise in individuals with chronic low back pain: a case series. The Journal of manual & manipulative therapy, 19(2), 100–107. doi:10.1179/2042618610Y.0000000007

Ronchetti, I., Vleeming, A., & van Wingerden, J. P. (2008). Physical characteristics of women with severe pelvic girdle pain after pregnancy: a descriptive cohort study. Spine, 33(5), E145–151. doi:10.1097/BRS.0b013e3181657f03

Martin, H. D., Kelly, B. T., Leunig, M., Philippon, M. J., Clohisy, J. C., Martin, R. L., Sekiya, J. K., et al. (2010). The pattern and technique in the clinical evaluation of the adult hip: the common physical examination tests of hip specialists. Arthroscopy: the journal of arthroscopic & related surgery: official publication of the Arthroscopy Association of North America and the International Arthroscopy Association, 26(2), 161–172. doi:10.1016/j.arthro.2009.07.015

Craig's test（クレイグテスト）-femoral anteversion angle

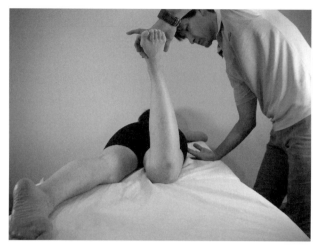 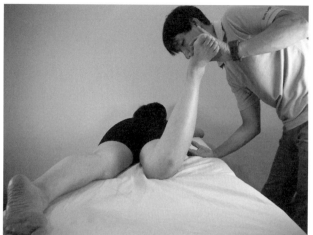

目的：前捻角を検査

方法：

　症例は腹臥位とし、セラピストの遠位手は下腿部を把持し、近位手は大転子を前方から固定する。股関節を他動的に回旋させ大転子が最も外側に突出した位置を確認する。

陽性：

　15度以上の内旋が出現する。

ヒント：

　股関節臼蓋形成不全等を疑う。

備考：

- 大転子が最も外側に突出した位置が頸部がベッドと平行となった位置と考えられ、その回旋角度が前捻角と考えられている。しかし大転子と骨頭が平行になった位置がわかりづらい。
- 大転子を股関節の転がり運動を制御し、大転子を軸とした前捻角の滑り運動だけで計測すると比較的わかりやすい。
- 内外旋関節可動域と前後念角はメカニズムが異なるのでその解釈に注意する。

メモ：

参考文献：

Dunn DM. Anteversion of the neck of the femur, amethod of measurement.J Bone Joint Surg Br. 1952:34(2)：181－186。

Ryder CT. Crane L. Measuring femoral anteversion; the problem and a method J Bone Joint Surg Am 1953;35(2):321-328.

Thomas test（トーマステスト）

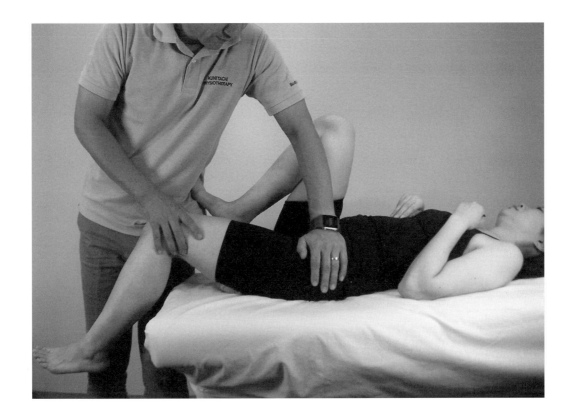

目的：股関節屈曲拘縮を検査

方法：

　症例は背臥位となり、反対側の下肢はセラピストの骨盤帯で固定する。セラピストは検査側の骨盤帯を固定し股関節を伸展する。

陽性：

　検査側下肢の膝が挙上する。

ヒント：

　股関節屈曲拘縮を疑う。

備考：

・股関節屈曲拘縮の原因は不明確のままである。

　例）大腿直筋、腸腰筋、腸脛靭帯、大腿筋膜張筋、大腿神経等のスティフネスなのかが不明確となる。

<エビデンス>
信頼性 0.55（痛み）
感度
特異度
陽性尤度比
陰性尤度比

メモ：

参考文献：

Browder D,Enseki K,Fritz J. Intertester relibability of hip range of motion measurements and special tests. j Orthop Sports Phys Ther.2004;34:A1

Delitto, A., George, S. Z., Van Dillen, L. R., Whitman, J. M., Sowa, G., Shekelle, P., Denninger, T. R., et al. (2012). Low back pain. The Journal of orthopaedic and sports physical therapy, 42(4), A1–57. doi:10.2519/jospt.2012.0301

Harvey, D. (1998). Assessment of the flexibility of elite athletes using the modified Thomas test. British journal of sports medicine, 32(1), 68–70.

Lee, K. M., Chung, C. Y., Kwon, D. G., Han, H. S., Choi, I. H., & Park, M. S. (2011). Reliability of physical examination in the measurement of hip flexion contracture and correlation with gait parameters in cerebral palsy. The Journal of bone and joint surgery. American volume, 93(2), 150–158. doi:10.2106/JBJS.J.00252

Modified Thomas test-iliopsoas, tensor fascia latae, rectus assessment
（修正トーマステスト-大腿筋膜張筋テスト、大腿直筋テスト）

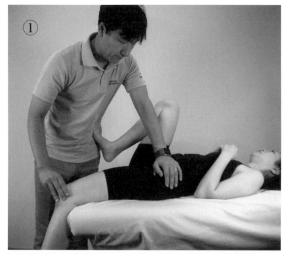
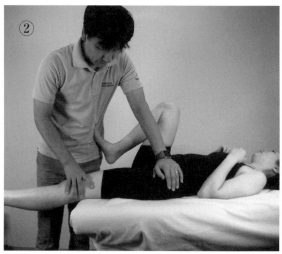
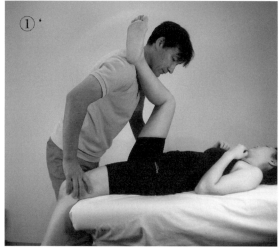
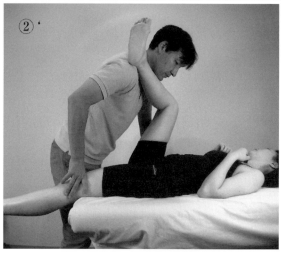

目的：股関節屈曲拘縮を検査

方法：

　症例は背臥位となり、反対側の下肢はセラピストの骨盤帯で固定する。

　セラピストは検査側の骨盤帯を固定し股関節外転や膝伸展しながら、股関節を伸展し、そのときの股関節の現象を観察する。

陽性：

　下肢を外転するだけで股関節が伸展してくる場合①①'

　膝伸展すると股関節が伸展してくる場合②②'

　①および②をしても、伸展せず陽性の場合③

ヒント：

　① ①'の場合：大腿筋膜張筋や腸脛靭帯の緊張を疑う。

　② ②'の場合：大腿四頭筋の緊張を疑う。

　③の場合：腸腰筋の緊張もしくは関節性拘縮を疑う。

備考：
- 骨盤固定を目的に健側の股関節を屈曲位にすることが多い（①②）が、臨床上、外旋位で固定する方法(①'②') が骨盤を固定しやすい。
- 大腿筋膜張筋が緊張すると内旋してくる場合もある。

メモ：

参考文献：

Cibulka MT, White DM, Woehrle J, et al. Hip pain and mobility deficits--hip osteoarthritis: clinical practice guidelines linked to the international classification of functioning, disability, and health from the orthopaedic section of the American Physical Therapy Association. J Orthop Sports Phys Ther. 2009;39(4):A1–25. doi:10.2519/jospt.2009.0301.

Delitto A, George SZ, Van Dillen LR, et al. Low back pain. J Orthop Sports Phys Ther. 2012;42:A1–57. doi:10.2519/jospt.2012.0301.

Harvey D. Assessment of the flexibility of elite athletes using the modified Thomas test. Br J Sports Med. 1998;32(1):68–70.

Lee KM, Chung CY, Kwon DG, Han HS, Choi IH, Park MS. Reliability of physical examination in the measurement of hip flexion contracture and correlation with gait parameters in cerebral palsy. J Bone Joint Surg Am. 2011;93:150–158. doi:10.2106/JBJS.J.00252.

Logerstedt DS, Snyder-Mackler L, Ritter RC, Axe MJ. Knee pain and mobility impairments: meniscal and articular cartilage lesions. J Orthop Sports Phys Ther. 2010;40(6):A1–A35. doi:10.2519/jospt.2010.0304.

Logerstedt DS, Snyder-Mackler L, Ritter RC, Axe MJ, Godges JJ. Knee stability and movement coordination impairments: knee ligament sprain. J Orthop Sports Phys Ther. 2010;40(4):A1–A37. doi:10.2519/jospt.2010.0303.

Ely's Test（エリーテスト）

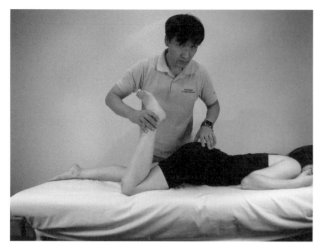 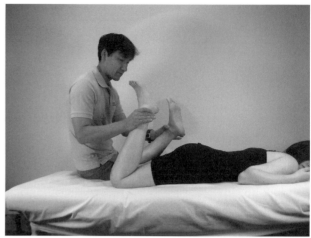

目的：股関節屈曲拘縮を検査

方法：

　症例は腹臥位となり、セラピストは踵を殿部の方向に膝屈曲させる。反対側の下肢も検査し比較する。

陽性：

　膝屈曲で同側の骨盤が挙上する。

ヒント：

　股関節屈曲拘縮を疑う。

備考：

- 腸腰筋・大腿直筋、大腿筋膜張筋、大腿神経などのステッフネスが考えられるため、モディファイトーマステストの結果も併せて考える。
- 図右のように左右両側同時に計測してもよい。

> ＜エビデンス＞
> 　検者内信頼性 κ =0.46-62
> 　検者間信頼性 κ =0.46-52

メモ：

参考文献：

Ducan JA, Medical care of young persons in industry. Public Health.1955.68(9):136-139.

Kay RM, Rethlefsen SA, Kelly JP, Wren TAL. Predictive value of the Duncan-Ely test in distal rectus femoris transfer.J Pediatr Orthop. 2004;24(1);59-62.

Marks MC, Alexander J, Sutherland DH, Chambers HG. Clinical utility of the Duncan-Ely test for rectus femoris dysfunction during the swing phase of gait. Dew Med Child Neurol. 2003;45(11):763-768.

Peeler J, Anderson JE. Reliability of the Ely's test for assessing rectus femoris muscle flexibility and joint range of motion. J Orthop Res. 2008;26(6):793-799.

Ober's Test（オーバー／オーベルテスト）

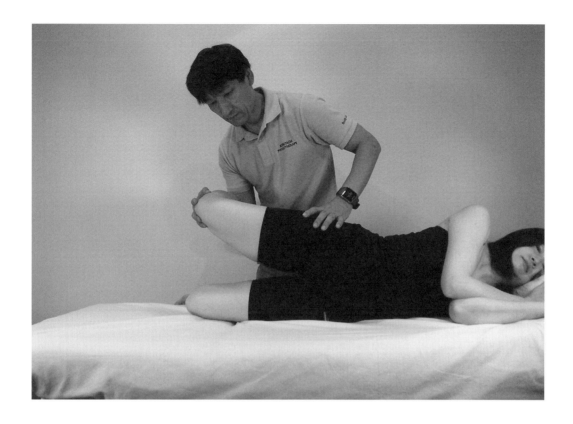

目的：大腿筋膜張筋ないし腸脛靭帯の前部線維由来の緊張を検査

方法：

　症例は側臥位とし、セラピストは膝関節90度屈曲位で下肢を持ち、体幹の延長線まで股
　関節伸展と外転位に保持する。その後エンドフィールを感じながら内転方向へ誘導する。

陽性：

　下肢の重力による可能な範囲で内転位とならない、もしくは
　骨盤や体幹の代償運動による内転位となる。

ヒント：

　大腿筋膜張筋ないし腸脛靭帯（特に前方線維）由来の緊張を
　疑う。

備考：

　• 骨盤や体幹の回旋、屈曲、側屈等の代償運動に着目する。
　• 股関節内旋の偽陽性に注意する。

<エビデンス>
信頼性 0.94
感度　　NT
特異度 NT
陽性尤度比 NT
陰性尤度比 NT

メモ：

参考文献：

Herrington L, Rivett N, Munro S. The relationship between patella position and length of the iliotibial band as assessed using Ober's test. Man. Ther. 2006;11(3):182–6.

Getka A. Patellar hypomobility and the flexibility of the iliotibial band and the femoral quadriceps. Ortop Traumatol Rehabil. 2005;7(6):656-9.

Melchione WE, Sullivan MS. Reliability of measurements obtained by use of an instrument designed to indirectly measure iliotibial band length. J. Orthop. Sports Phys. Ther. 1993;18(3):511–5.

Modified Ober's Test（修正オーバー / オーベルテスト）

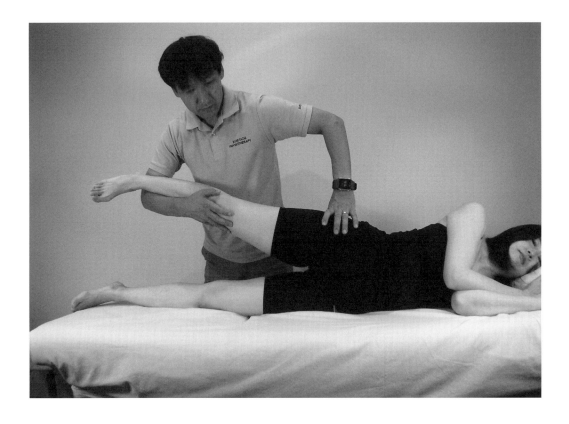

目的：大腿筋膜張筋ないし腸脛靭帯由来の緊張を検査

方法：

　症例は側臥位とし、セラピストは膝関節伸展位で下肢を持ち、骨盤帯を固定しながら体幹の延長線まで股関節軽度伸展と外転位に保持する。その後エンドフィールを感じながら内転方向へ誘導する。

陽性：

　下肢の重力による可能な範囲で内転位とならない、もしくは骨盤や体幹の代償運動による内転位となる。

ヒント：

　大腿筋膜張筋ないし腸脛靭帯(特に後方線維)由来の緊張を疑う。

> ＜エビデンス＞
> 検者間信頼性 0.73
> 検者内信頼性 0.91-94

備考：

- 骨盤や体幹の回旋、屈曲、側屈等の代償運動に着目する。
- このテストは股関節内旋の代償運動を抑制するためのテストである。
- 非検査側の股関節は軽度屈曲位、検査側の股関節は軽度伸展位で行うことにより検出力がある。

参考文献：

Melchione WE,Sullivan M, Reliability of measurments obtained by use of an instrument designed to indirectly measure iliotibial band length. J Orthop Sports Phys Ober. 1993;18:511-515

Reese N,Bandy W. Use of an inclinometer to measure flexibility of the iliotibial band using the Ober test and the Modified Ober test: difference in magnitude and reliability fo measurements. J Orthop Sports Phys Ther. 2003:33:326-330

Piriformis assessment（梨状筋評価）

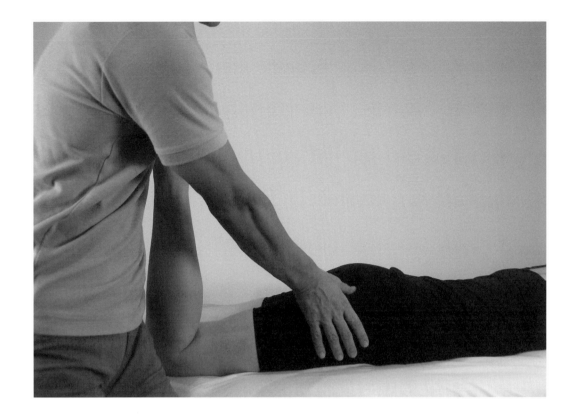

目的：梨状筋筋緊張を検査

方法：

症例は腹臥位とし、セラピストはPSIS（上後腸骨棘）と大転子をランドマークに梨状筋を確認する。表層の殿筋群から深部へ圧迫触診する。

陽性：

症状の再現や梨状筋の過緊張を触知できる。

ヒント：

梨状筋やその周囲のスティフネスを疑う。

メモ：

参考文献：

Delitto, A., George, S. Z., Van Dillen, L. R., Whitman, J. M., Sowa, G., Shekelle, P., Denninger, T. R., et al. (2012). Low back pain. The Journal of orthopaedic and sports physical therapy, 42(4), A1–57. doi:10.2519/jospt.2012.0301

Hopayian, K., Song, F., Riera, R., & Sambandan, S. (2010). The clinical features of the piriformis syndrome: a systematic review. European spine journal: official publication of the European Spine Society, the European Spinal Deformity Society, and the European Section of the Cervical Spine Research Society, 19(12), 2095–2109. doi:10.1007/s00586-010-1504-9

Boyajian-O'Neill, L. A., McClain, R. L., Coleman, M. K., & Thomas, P. P. (2008). Diagnosis and management of piriformis syndrome: an osteopathic approach. The Journal of the American Osteopathic Association, 108(11), 657–664.

Yoshimoto, M., Kawaguchi, S., Takebayashi, T., Isogai, S., Kurata, Y., Nonaka, S., Oki, G., et al. (2009). Diagnostic features of sciatica without lumbar nerve root compression. Journal of spinal disorders & techniques, 22(5), 328–333. doi:10.1097/BSD.0b013e31817dc46d

Resisted flexion adduction internal rotation test（屈曲外転内旋抵抗テスト）

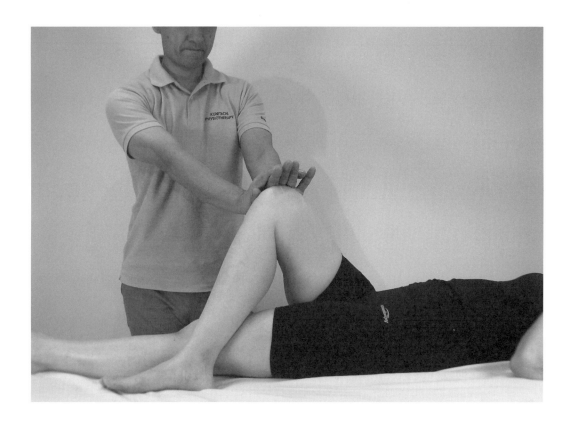

目的：梨状筋やその周囲の神経スティフネスを検査

方法：

　症例は背臥位とし、セラピストは健側側に立ち、股関節屈曲、外転、外旋位にさせる。
　さらに外転、外旋方向に力を入れるように指示し、その抵抗をかける。

陽性：

　殿部周囲で症状が再現する。

ヒント：

　梨状筋やその周囲のスティフネスを疑う。

備考：

・セラピストの位置は反対側でもかまわない。

＜エビデンス＞
信頼性 NT
感度　　0.83
特異度 0.83
陽性尤度比 5.17
陰性尤度比 0.14

メモ：

参考文献：

Fishman LM, Dombi GW, Michaelsen C, et al. Piriformis syndrome: diagnosis, treatment, and outcome--a 10-year study. Arch. Phys. Med. Rehabil.
2002;83:295–301.

Flexion adduction internal rotation : FAIR test（フェアテスト）

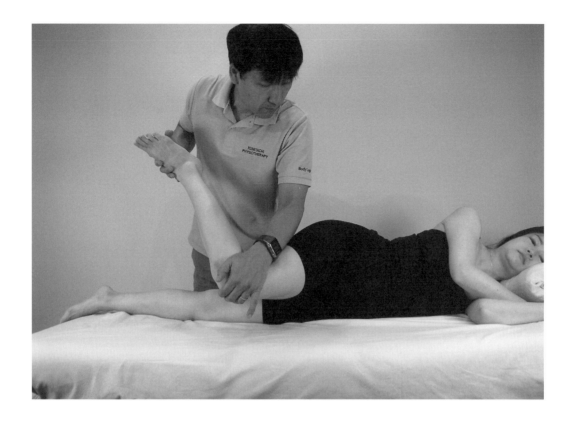

目的：梨状筋症候群を検査
方法：

　症例は側臥位とし、セラピストは膝関節を屈曲させながら、股関節は60度まで屈曲し内
　旋させる。

陽性：

　殿部に症状が再現する。

ヒント：

　梨状筋症候群を疑う。

備考：

- Freiberg test（フライバーグテスト）ともいわれている。
- 股関節のインピンジメントテスト（フィーダーもしくはファーダーテスト）は背臥位
　で行う。

メモ：

参考文献：

Broadhurst NA, Simmons DN, Bond MJ. Piriformis syndrome: Correlation of muscle morphology with symptoms and signs. Arch. Phys. Med. Rehabil. 2004;85:2036–2039.

Fishman LM, Dombi GW, Michaelsen C, et al. Piriformis syndrome: diagnosis, treatment, and outcome--a 10-year study. Arch. Phys. Med. Rehabil. 2002;83:295–301.

Kean Chen C, Nizar AJ. Prevalence of piriformis syndrome in chronic low back pain patients. A clinical diagnosis with modified FAIR test. Pain Pract. 2013;13:276–81.

Piriformis length test at 90 degrees（90度梨状筋筋長テスト）

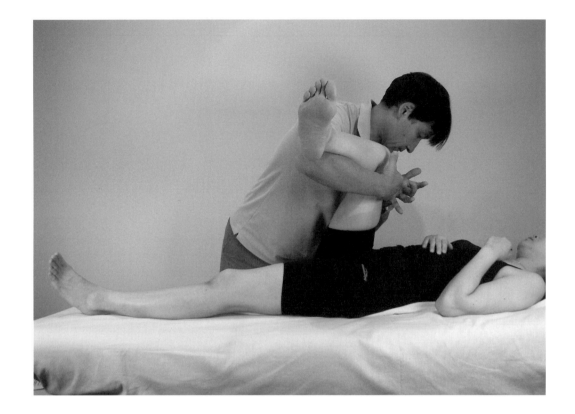

目的：梨状筋の緊張を検査

方法：

　症例は背臥位とし、セラピストは股関節を90度以上屈曲位にさせる。さらに屈曲し、外旋そして内転をくわえる。反対側も行い比較する。

陽性：

　症状が再現する。

ヒント：

　梨状筋の過緊張を疑う。

備考：

　• 梨状筋は深屈曲では内旋筋となることに注意する。

　• セラピストは反対側にたってもよい。

メモ：

参考文献：

Michel, F., Decavel, P., Toussirot, E., Tatu, L., Aleton, E., Monnier, G., ... Parratte, B. (2013). The piriformis muscle syndrome: An exploration of anatomical context, pathophysiological hypotheses and diagnostic criteria. Annals of physical and rehabilitation medicine, 56(4), 300–311.

Delp, S. L., Hess, W. E., Hungerford, D. S., & Jones, L. C. (1999). Variation of rotation moment arms with hip flexion. Journal of biomechanics, 32(5), 493–501.

Piriformis length test at 60 degrees（60度梨状筋筋長テスト）

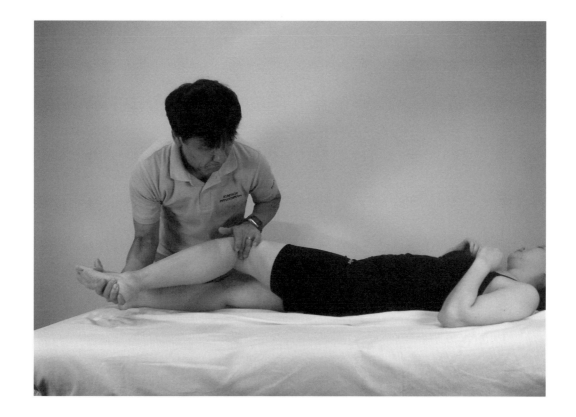

目的：梨状筋の緊張を検査

方法：

　症例は背臥位とし、セラピストは股関節を60度以下に屈曲位にさせる。さらに内旋をくわえる。反対側も行い比較する。

陽性：

　症状が再現する。

ヒント：

　梨状筋の過緊張を疑う。

メモ：

参考文献：

Güvençer, M., Akyer, P., Iyem, C., Tetik, S., & Naderi, S. (2008). Anatomic considerations and the relationship between the piriformis muscle and the sciatic nerve. Surgical and radiologic anatomy: SRA, 30(6), 467–474.

Gluteus medius coordination and strength test（中殿筋の協調性と筋力テスト）

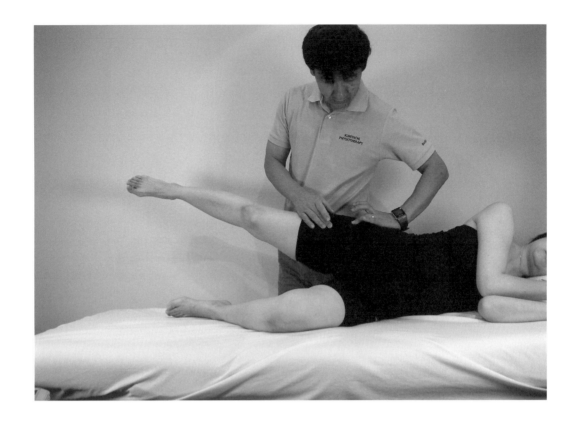

目的：中殿筋の協調運動を検査

方法：

　症例は側臥位から、膝伸展位で股関節外転する。

　セラピストは母指で中殿筋、環指で大腿筋膜張筋、反対側の手で大腿直筋を触診し、症例に挙上するように指示する。中殿筋がまず収縮するという適切な筋収縮タイミングかを確認する。正しくできたら抵抗を加える。

陽性：

　中殿筋から収縮しない、骨盤帯が引き上がるような腰方形筋の代償運動が出現する。

ヒント：

　中殿筋の協調運動障害を疑う。

備考：

- 股関節屈曲や体幹前方回旋位で過度なTFLの代償運動等に注意する。

- 最終域でのブレイクテストでは収縮保持できないが、軽度外転位での筋力テストで収縮保持や抵抗に抗して収縮できる場合は筋の延長が原因であることを疑う。

```
＜エビデンス＞
　信頼性 0.90（健常者）
　信頼性 0.84（股OA）
　感度　　NA
　特異度 NA
　陽性尤度比 NA
　陰性尤度比 NA
```

参考文献：

Willy, R. W., & Davis, I. S. (2011). The effect of a hip-strengthening program on mechanics during running and during a single-leg squat. The Journal of orthopaedic and sports physical therapy, 41(9), 625–632. doi:10.2519/jospt.2011.3470

Meira, E. P., & Brumitt, J. (2011). Influence of the hip on patients with patellofemoral pain syndrome: a systematic review. Sports health, 3(5), 455–465. doi:10.1177/1941738111415006

Earl, J. E., & Hoch, A. Z. (2011). A proximal strengthening program improves pain, function, and biomechanics in women with patellofemoral pain syndrome. The American journal of sports medicine, 39(1), 154–163. doi:10.1177/0363546510379967

Friel, K., McLean, N., Myers, C., & Caceres, M. (2006). Ipsilateral hip abductor weakness after inversion ankle sprain. Journal of athletic training, 41(1), 74–78.

Lee, S.-P., Souza, R. B., & Powers, C. M. (2012). The influence of hip abductor muscle performance on dynamic postural stability in females with patellofemoral pain. Gait & posture, 36(3), 425–429. doi:10.1016/j.gaitpost.2012.03.024

Gluteus maximus coordination and strength test(大殿筋の協調性と筋力テスト)

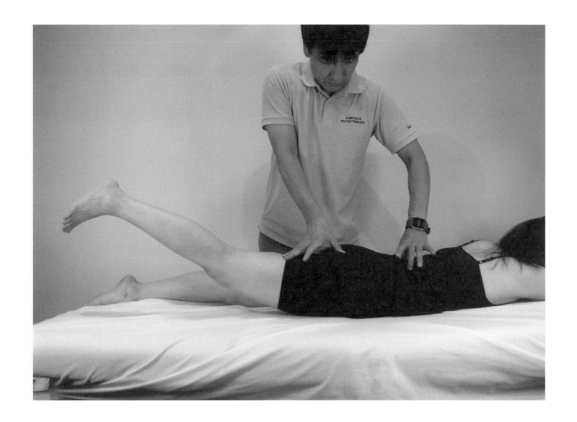

目的：大殿筋の協調運動を検査

方法：

　症例は腹臥位とし、セラピストは母指で大殿筋、ハムストリングス、両脊柱起立筋を同時に触診し、下肢を挙上するように指示する。まず大殿筋とハムストリングスが同時収縮し、それから反対側の脊柱起立筋、同側の脊柱起立筋という順で収縮するか確認する。

陽性：

　大殿筋収縮前にハムストリングスの過収縮で膝屈曲や下肢挙上前に両側脊柱起立筋の過収縮をする。

ヒント：

　大殿筋の協調運動障害を疑う。

備考：

- 正しいタイミングで収縮できた場合、膝屈曲位で他動的に股関節伸展位にさせ、その位置を維持し、さらに抵抗を加えて筋力テストをしてもよい。
- 最終域でのブレイクテストでは収縮保持できないが、軽度伸展位での筋力テストで収縮保持や抵抗に抗して収縮できる場合は筋の延長が原因であることを疑う。

参考文献：

Willy, R. W., & Davis, I. S. (2011). The effect of a hip-strengthening program on mechanics during running and during a single-leg squat. The Journal of orthopaedic and sports physical therapy, 41(9), 625–632. doi:10.2519/jospt.2011.3470

Meira, E. P., & Brumitt, J. (2011). Influence of the hip on patients with patellofemoral pain syndrome: a systematic review. Sports health, 3(5), 455–465. doi:10.1177/1941738111415006

Earl, J. E., & Hoch, A. Z. (2011). A proximal strengthening program improves pain, function, and biomechanics in women with patellofemoral pain syndrome. The American journal of sports medicine, 39(1), 154–163. doi:10.1177/0363546510379967

Friel, K., McLean, N., Myers, C., & Caceres, M. (2006). Ipsilateral hip abductor weakness after inversion ankle sprain. Journal of athletic training, 41(1), 74–78.

Lee, S.-P., Souza, R. B., & Powers, C. M. (2012). The influence of hip abductor muscle performance on dynamic postural stability in females with patellofemoral pain. Gait & posture, 36(3), 425–429. doi:10.1016/j.gaitpost.2012.03.024

Trenndelen-burg sign（トレンデレンブルグ徴候）

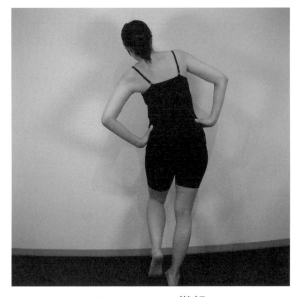

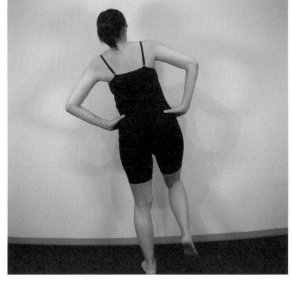

Trenndelen徴候   Duchenne徴候

目的：股関節周囲筋の筋力を検査

方法：

　症例は片脚立位とし、セラピストは骨盤帯を水平に保つよう
に指示し、その位置を確認する。

陽性：

　30秒以内で骨盤を水平に保った姿勢を保つことができずに、
反対側（遊脚側）の骨盤下制する。

ヒント：

　股関節周囲筋群の機能低下を疑う。

備考：

• 遊脚側の骨盤帯が挙上し、立脚側が下制する現象はDuchenne徴候という。

＜エビデンス＞
信頼性 NA
感度　0.61
特異度 0.92
陽性尤度比 NA
陰性尤度比 NA

メモ：

参考文献：

Asayama, I., et al., Relationship between radiographic measurements of reconstructed hip joint position and the Trendelenburg sign. J Arthroplasty, 2002. 17(6): p. 747-51.

Bird, P.A., et al., Prospective evaluation of magnetic resonance imaging and physical examination findings in patients with greater trochanteric pain syndrome. Arthritis Rheum, 2001. 44(9): p. 2138-45.

Hardcastle, P. and S. Nade, The significance of the Trendelenburg test. J Bone Joint Surg Br, 1985. 67(5): p. 741-6.

Trendelenburg, F., Trendelenburg's test: 1895. Clin Orthop Relat Res, 1998(355): p. 3-7.

Reiman, M.P., et al., Diagnostic accuracy of clinical tests of the hip: a systematic review with meta-analysis. Br J Sports Med, 2013. 47(14): p. 893-902.

Vasudevan, P.N., K.V. Vaidyalingam, and P.B. Nair, Can Trendelenburg's sign be positive if the hip is normal? J Bone Joint Surg Br, 1997. 79(3): p. 462-6.

Youdas, J.W., T.J. Madson, and J.H. Hollman, Usefulness of the Trendelenburg test for identification of patients with hip joint osteoarthritis. Physiother Theory Pract, 2010. 26(3): p. 184-94.

Pelvic tilt test（骨盤傾斜テスト）

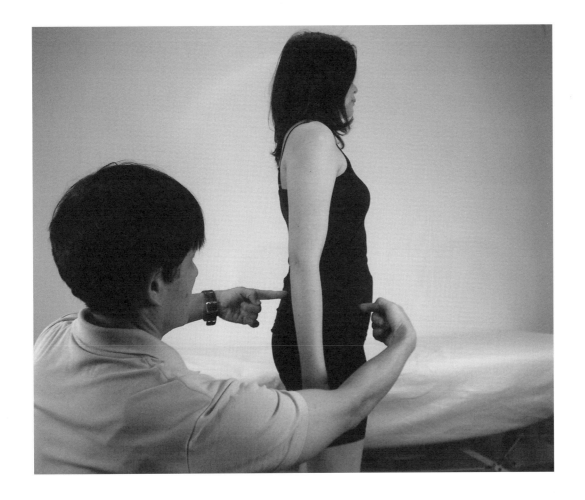

目的：骨盤傾斜を検査

方法：

　症例は立位とし、セラピストは上前腸骨棘（ASIS）と上後腸骨棘（PSIS）を矢状面から触知する。

陽性：

　• 正常はASISがPSISよりも2－3横指高い。

　　①：よりPSISが高い場合

　　②：よりASISが高い場合

ヒント：

　• ①は骨盤前傾位を疑う。

　• ②は骨盤後傾位を疑う。

メモ：

参考文献：

Gajdosik r,et al:Pelvic test. Physical Therapy,65: 169-174,1985

Allis sign（アリス徴候）

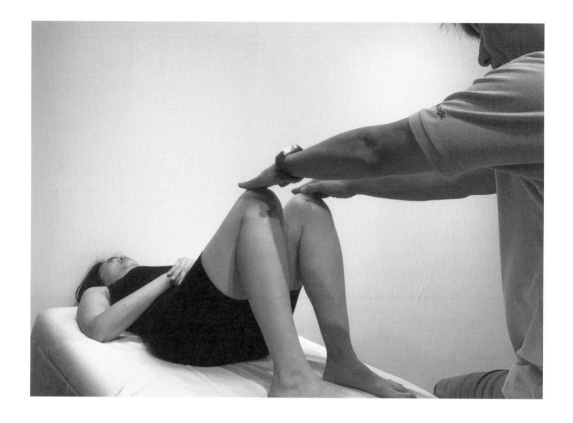

目的：脚長差を検査

方法：

　症例は背臥位とし、セラピストは両上前腸骨棘（ASIS）の左右がないことを確認し、股関節内外転中間位で屈曲して両膝関節の高さを比較する。

陽性：

　左右が存在する。

ヒント：

　短い側の下肢の股関節脱臼、頚部骨折等を疑う。

備考：

- 女性は股関節内転位に、男性は外転位に注意する。
- 本邦ではアリス徴候としてよく知られているが、Galeazzi sign（ガレアッチ徴候）としても紹介される、原書は見当たらない。

メモ：

参考文献：

McCrea J:Pediatric Orthopedics of the Lower Extremity. Futura Pub Co, 1985, p78-9.

第 3 章
KNEE（膝関節）

Valgus stress test（外反ストレステスト）

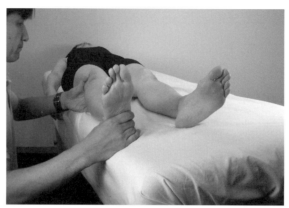

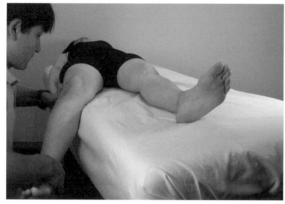
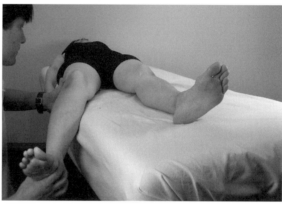

目的：内側側副靱帯損傷（MCL）を検査

方法：

　症例は背臥位とし、ベッド縁から下肢を出す。

　セラピストは患側下肢を体幹と上肢でしっかり固定する。

　近位手は関節裂隙上部を、遠位手は下腿内側を把持し、

　外反力をくわえる。膝関節は0度伸展位、30度、60度屈曲位で行う。

　反対側も行い比較する。

陽性：

　終末域の緩さ、関節の緩さの左右差が出現する。

　正常値（1-2mm）　一般的な異常値（6-10mm）　重度な異常値（>10mm）

ヒント：

　MCL損傷を疑う。

備考：

　• 10度以下の軽度屈曲位、伸展位での不安定性は十字靱帯の合併
　　損傷を疑う。

<エビデンス>

30度での痛み

　信頼性　NA

　感度　　0.78

　特異度　0.67

　陽性尤度比 2.3

　陰性尤度比 0.3

30度での緩み

　信頼性　NA

　感度　　0.91

　特異度　0.49

　陽性尤度比 1.8

　陰性尤度比 0.2

メモ：

参考文献：

Logerstedt DS, Snyder-Mackler L, Ritter RC, Axe MJ, Godges JJ. Knee stability and movement coordination impairments: knee ligament sprain. J Orthop Sports Phys Ther. 2010;40(4):A1–A37. doi:10.2519/jospt.2010.0303.

Anteromedial rotatory instability test（前内側回旋不安定テスト）

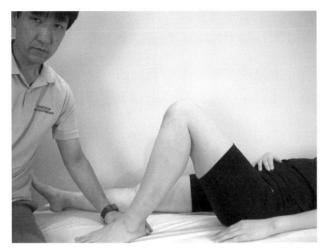 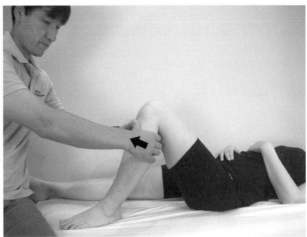

目的：前十字靭帯損傷（ACL）および内側側副損傷（MCL）を検査

方法：

　症例は膝90度屈曲位、下腿外旋位にする。セラピストは下腿近位を把持し膝を前方に引く。反対側も行い比較する。

陽性：

　終末域の緩さ、関節の緩さの左右差が存在する。

ヒント：

　ACLおよびMCLの損傷を疑う。

備考

　• ハムストリングスの緊張を必ずとる。

メモ：

参考文献：

Kurimura M, Matsumoto H, Fujikawa K, Toyama Y. Factors for the presence of anteromedial rotatory instability of the knee. J Orthop Sci. 2004;9(4):380–5. doi:10.1007/s00776-004-0797-0.

Medial collateral ligament palpation（内側側副靱帯触診）

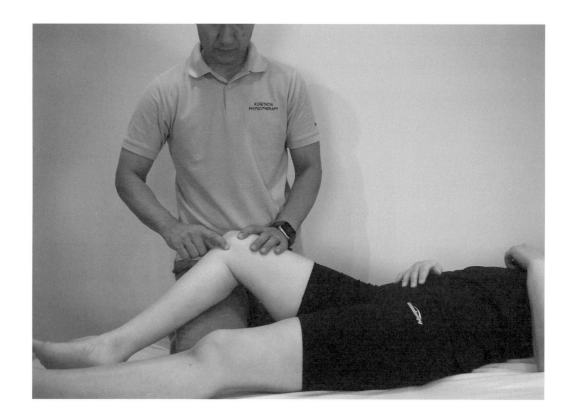

目的：内側側副靱帯損傷（MCL）を検査
方法：

　症例は背臥位とする、セラピストは膝の上に症例の膝を置く。大腿骨内顆と内側脛骨の
　関節線を触知し、縦断方向に走行している靱帯を確認する。

陽性：

　症状が再現する。

ヒント：

　MCL損傷を疑う。

メモ：

参考文献：

Schein A, Matcuk G, Patel D, et al. Structure and function, injury, pathology, and treatment of the medial collateral ligament of the knee. Emerg Radiol. 2012;19(6):489-98.

Logerstedt DS, Snyder-Mackler L, Ritter RC, Axe MJ, Godges JJ. Knee stability and movement coordination impairments: knee ligament sprain. J Orthop Sports Phys Ther. 2010;40(4):A1–A37. doi:10.2519/jospt.2010.0303.

Aplay distraction（アプレイ牽引）

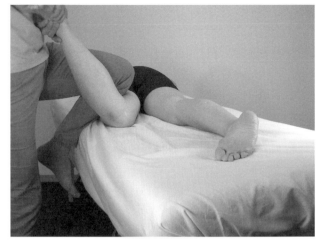 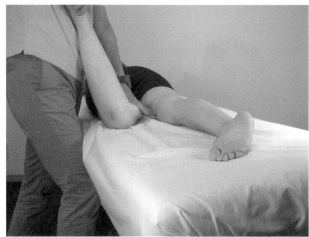

目的：内側側副靭帯損傷（MCL）

方法：

　セラピストは患側膝を90度屈曲位にさせ、近位手は大腿後面を固定する。遠位手は足関節を把持し下腿を末梢に牽引する。牽引の方向は外方へ回旋させる。

陽性：

　捻転時に膝の痛みが誘発される。

ヒント：

　下腿外旋と牽引したときの膝内側の痛みの出現は内側側副靭帯損傷を疑う。

備考：

- 大腿骨をセラピストの膝で固定することがよく紹介されるが、その方法はエンドフィールを感じづらい。
- アプレ牽引テストはアプレ圧迫テストの付随的な検査である。

＜エビデンス＞
信頼性 NT
感度　　0.97
特異度 0.87

メモ：

参考文献：

Magee DJ. Orthopedic Physical Assessment: 5th Edition. St. Louis, MO: Saunders Elsevier;2008

Cleland J. Orthopedic Clinical Examination: An Evidence-Based Approach for Physical Therapists. Carlstadt, NJ: Icon Learning Systems; 2005..

Varus stress test（内反ストレステスト）

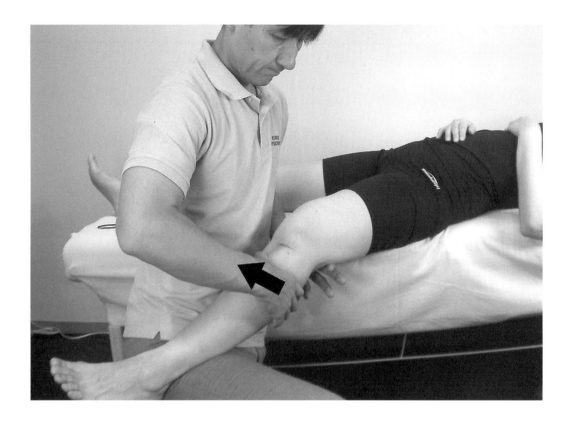

目的：外側側副損傷（LCL）を検査

方法：

　症例はベッド縁から下肢を出す。セラピストはベッドと患側下肢の間に立ち、体幹と上肢でしっかり固定する。近位手は関節裂隙上部を、遠位手は下腿外側を把持し、内反力をくわえる。まず、膝関節は0度伸展位、30度、60度屈曲位で行う。

　反対側も行い比較する。

陽性：

　終末域の緩さ、関節の緩さの左右差が出現する。

　　正常値（1-2mm）　一般的な異常値（6-10mm）　重度な異常値（>10mm）

ヒント：

　外側側副靱帯損傷を疑う。

メモ：

参考文献：

Logerstedt DS, Snyder-Mackler L, Ritter RC, Axe MJ, Godges JJ. Knee stability and movement coordination impairments: knee ligament sprain. J Orthop Sports Phys Ther. 2010;40(4):A1–A37. doi:10.2519/jospt.2010.0303.

Lateral collateral ligament palpation（外側側副靱帯触診）

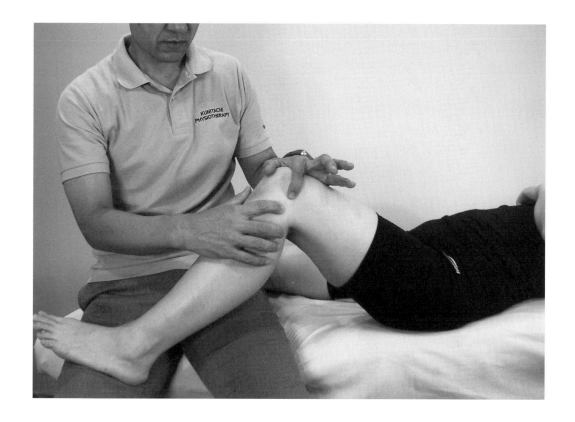

目的：外側側副靱帯損傷（LCL）を検査

方法：

　症例は背臥位とし、セラピストは大腿部の上に症例の足を置く。大腿骨外顆と外側から
　脛骨の関節線を触知する。縦断方向に走行している靱帯を確認する。

陽性：

　症状が再現する。

ヒント：

　LCL損傷を疑う。

メモ：

参考文献：

Logerstedt DS, Snyder-Mackler L, Ritter RC, Axe MJ, Godges JJ. Knee stability and movement coordination impairments: knee ligament sprain. J Orthop Sports Phys Ther. 2010;40(4):A1–A37. doi:10.2519/jospt.2010.0303.

Aplay distraction（アプレイ牽引）

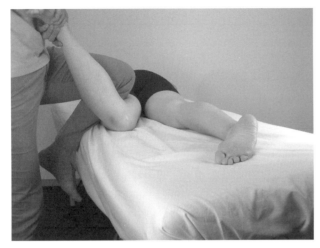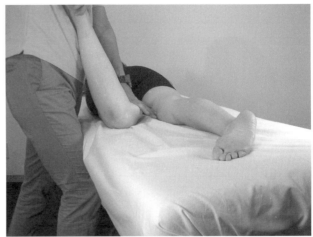

目的：内外側靭帯損傷を検査

方法：

　セラピストは患側膝を90度屈曲位にさせ、近位手は大腿後面を固定する。遠位手は足関節を把持し下腿を末梢に牽引する。牽引の方向は内方へ回旋させる。

陽性：

　捻転時に膝の痛みが誘発される。

ヒント：

　下腿内旋と牽引したときの膝外側の痛みの出現は外側側副靭帯損傷を疑う。

備考：

- 大腿骨をセラピストの膝で固定することがよく紹介されるが、その方法はエンドフィールを感じづらい。
- アプレ牽引テストはアプレ圧迫テストの付随的な検査である。

＜エビデンス＞
信頼性 NT
感度　　0.97
特異度 0.87

メモ：

参考文献：

Magee DJ. Orthopedic Physical Assessment: 5th Edition. St. Louis, MO: Saunders Elsevier;2008

Cleland J. Orthopedic Clinical Examination: An Evidence-Based Approach for Physical Therapists. Carlstadt, NJ: Icon Learning Systems; 2005..

Anterior drawer test（前方引き出しテスト）

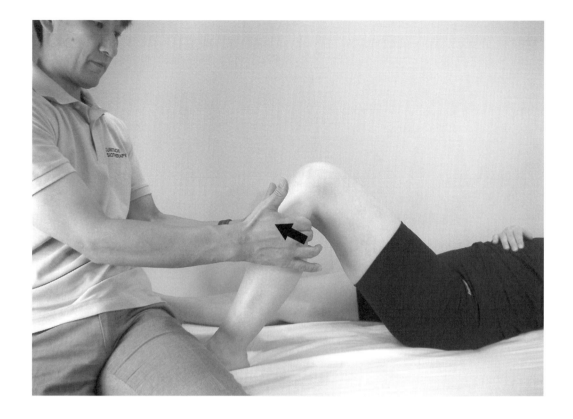

目的：前十字靭帯損傷（ACL）を検査

方法：

　症例は背臥位とし、セラピストは膝60-90度屈曲位、症例の足部をセラピストの殿部で固定する。セラピストの両手で脛骨近位部を前方へ引きながら、両母指は脛骨粗面を触知し前方へ移動を確認する。反対側も行い比較する。

陽性：

　脛骨上端が大腿骨に対して前方変位。

ヒント：

　ACL損傷を疑う。

備考：

・後十字靭帯断裂による脛骨後方変位している場合で、脛骨前方へ引き出される疑陽性に注意する。

・ハムストリングスの緊張を必ずとる。

<エビデンス>
信頼性 NT
感度　　0.25
特異度 0.96
陽性尤度比 6.2
陰性尤度比 0.78

メモ：

参考文献：

Benjaminse A, Gokeler A, van der Schans CP. Clinical diagnosis of an anterior cruciate ligament rupture: a meta-analysis. J Orthop Sports Phys Ther. 2006;36(5):267–88. doi:10.2519/jospt.2006.2011.

Peeler J, Leiter J, MacDonald P. Accuracy and reliability of anterior cruciate ligament clinical examination in a multidisciplinary sports medicine setting. Clin J Sport Med. 2010;20(2):80–5. doi:10.1097/JSM.0b013e3181ceca45.

Anteromedial rotatory instability test（前内側回旋不安定テスト）

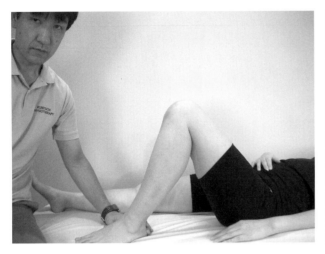 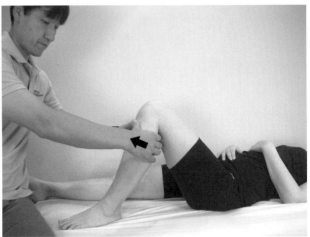

目的：前十字靭帯損傷（ACL）および内側側副損傷（MCL）を検査

方法：

　症例は膝90度屈曲位、下腿外旋位にする。セラピストは下腿近位を把持し膝を前方に引く。反対側も行い比較する。

陽性：

　終末域の緩さ、関節の緩さの左右差が存在する。

ヒント：

　ACLおよびMCLの損傷を疑う。

備考

　• ハムストリングスの緊張を必ずとる。

メモ：

参考文献：

Kurimura M, Matsumoto H, Fujikawa K, Toyama Y. Factors for the presence of anteromedial rotatory instability of the knee. J Orthop Sci. 2004;9(4):380–5. doi:10.1007/s00776-004-0797-0.

Lachman test（ラックマンテスト）

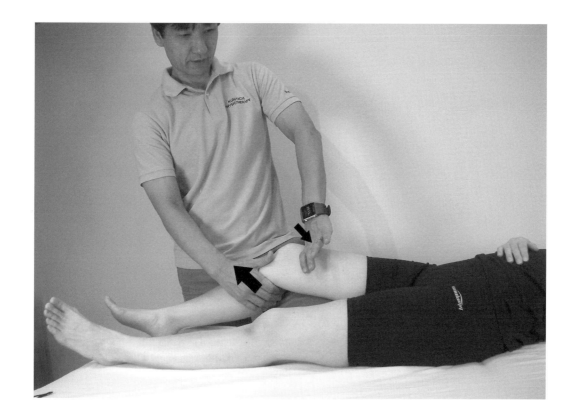

目的：前十字靭帯損傷（ACL）を検査

方法：

　症例は背臥位とし、セラピストは股および膝関節は軽度屈曲位（20～30度）にさせ、近位手は大腿遠位部を片手で把持し、遠位手は脛骨近位端を前方へ引き出す。脛骨を通して前方並進力をくわえる。反対側も行い比較する。

陽性：

　終末域の緩さ、関節の緩さの左右差が出現する。

　正常値（1-2mm）　一般的な異常値（6-10mm）　重度な異常値（>10mm）

ヒント：

　ACL損傷を疑う。

備考：

- 完全伸展位ではACLの検査とはならない。
- 関節面に沿って前方を引き出すように行う。
- 逆ラックマンは、後十字靭帯損傷の検査となる。

<エビデンス>
検者内信頼性 κ =0.91-0.42
検者間信頼性 κ =0.46-0.51
感度　　0.85
特異度 0.94
陽性尤度比 10.2
陰性尤度比 0.2

参考文献：

Cooperman JM, et al. Reliability and validity of judgements of the integrity of the anterior cruciate ligament of the knee using Lachman's Test. Phys There. 1990;70:225-233

Learmonth DJ. Incidence and diagnosis of anterior cruciate injuries in the accident and emergency department. Injury. 1991;22:287-290

Van Eck CF, Van den Bekerom MP, Fu FH, Poolman RW, Kerkhoffs GM. Methods to diagnose acute anterior cruciate ligament rupture: a meta-analysis of physical examinations with and without anaesthesia. Knee Surg Sports Traumatol Arthrosc. 2013;21(8):1895-903.

Logerstedt DS, Snyder-Mackler L, Ritter RC, Axe MJ, Godges JJ. Knee stability and movement coordination impairments: knee ligament sprain. J Orthop Sports Phys Ther. 2010;40(4):A1–A37. doi:10.2519/jospt.2010.0303.

Johnson AJ, Howell SM, Costa CR, Mont MA. The ACL in the arthritic knee: how often is it present and can preoperative tests predict its presence?. Clin Orthop Relat Res. 2013;471(1):181-8.

Mulligan EP, Harwell JL, Robertson WJ. Reliability and diagnostic accuracy of the Lachman test performed in a prone position. J Orthop Sports Phys Ther. 2011;41(10):749-57.

Jerk-test（ジャークテスト）
Modified (Reverse) Pivot-shift test（モディファイピポットシフトテスト）

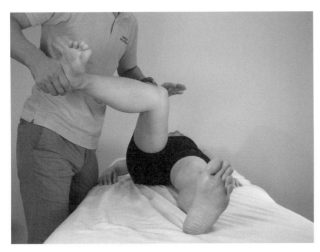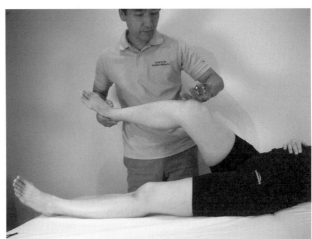

目的：前十字靭帯損傷（ACL）を検査

方法：

　症例は背臥位とし、セラピストは膝屈曲位から膝伸展しながら外反・下腿内旋のストレスをかける。反対側も行い比較する。

陽性：

　約20度屈曲位で脛骨外側関節面が突然ガクっと前方へ亜脱臼する不安定感や疼痛が出現する。

ヒント：

　ACL損傷を疑う。

備考：

- 本邦ではNテストとして知られている。
- 20度屈曲位での弛緩性やクランクする前方脱臼のことをjerkサインという。
- Pivot-shift testは伸展位から屈曲で整復させる。

メモ：

＜エビデンス＞
　信頼性 NT
　感度　 0.24
　特異度 0.98
　陽性尤度比 8.5
　陰性尤度比 0.9

参考文献：

Logerstedt DS, Snyder-Mackler L, Ritter RC, Axe MJ, Godges JJ. Knee stability and movement coordination impairments: knee ligament sprain. J Orthop Sports Phys Ther. 2010;40(4):A1–A37. doi:10.2519/jospt.2010.0303.

Lelli Test（レリテスト）

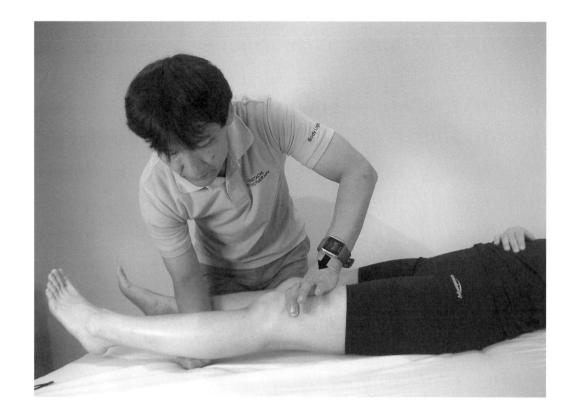

目的：前十字靭帯損傷（ACL）を検査

方法：

　症例は背臥位とし、セラピストは遠位手を下腿後面におく。近位手は大腿遠位前面から軽度の力で下方へ誘導する。反対側も行い比較する。

陽性：

　下方誘導しても症例の踵が浮かない。

ヒント：

　ACL損傷を疑う。

備考：
- 踵が浮けば正常である。
- 症例の踵が浮かない現象をLever Sign（レバーサイン）という。

<エビデンス>
信頼性 NT
感度　　1.0
特異度 1.0
陽性尤度比 NA
陰性尤度比 NA

メモ：

参考文献：

Leli A, Di Turi Rp, spenciner DB, Domini M. The 'Lever Sing': a new clinical test for the diagnosis of anterior cruciate ligament rupture
[published online ahead of print December 25,2014]. Knee Surg sports Traumatol Arthrosc. DOI:10.1007/s00167-014-3490-7

Posterior drawer sign（後方引き出しテスト）

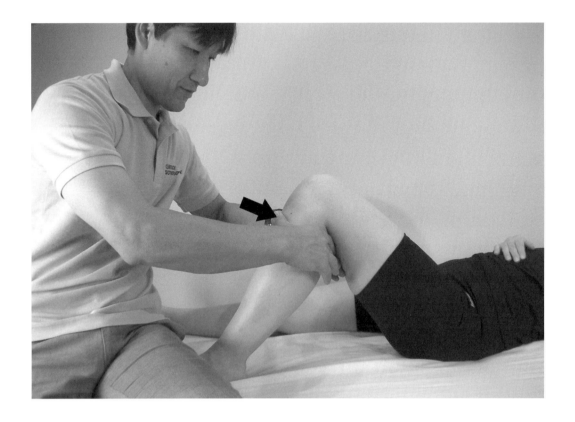

目的：後十字靭帯損傷（PCL）を検査

方法：

症例は背臥位とし、セラピストは膝60-90度屈曲位、足部をセラピストの殿部で軽く固定する。セラピストの水掻き部で脛骨粗面を触知し後方へ引く。

反対側も行い比較する。

陽性：

終末域の緩さ、関節の緩さの左右差が出現する。

正常値（0-2mm）　一般的な異常値（6mm）

ヒント：

PCL損傷を疑う。

<エビデンス>
信頼性 NA
感度　　0.9
特異度 0.99
陽性尤度比 0.90
陰性尤度比 0.10

メモ：

参考文献：

Logerstedt DS, Snyder-Mackler L, Ritter RC, Axe MJ, Godges JJ. Knee stability and movement coordination impairments: knee ligament sprain. J Orthop Sports Phys Ther. 2010;40(4):A1–A37. doi:10.2519/jospt.2010.0303.

Posterior sag sign（後方サグサイン）

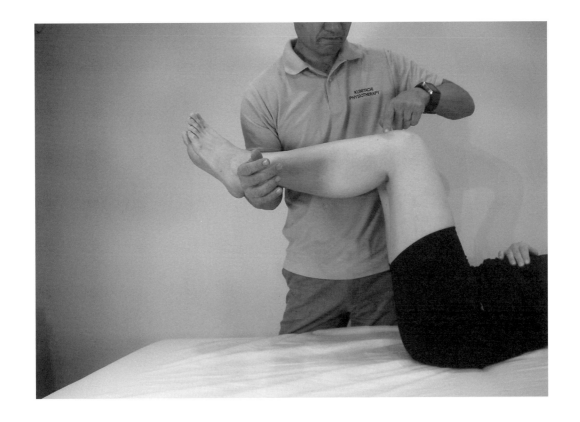

目的：後十字靭帯損傷（PCL）を検査

方法：

　症例は背臥位とし、セラピストは股、膝関節90°屈曲位で保持し、脛骨粗面の位置の左右差を確認する。

陽性：

　脛骨粗面が反対側よりも後方変位が出現する。

ヒント：

　PCL損傷を疑う。

備考：

- 脛骨粗面が後方変位する現象をサグサインという。
- クアドリセプス アクティブ テストとは大腿四頭筋を収縮させるとサグサインが陰性となる。
- 変形性膝関節症では恒久的に脛骨後方変位現象が好発である。

<エビデンス>
信頼性 NA
感度　　0.79
特異度 1.0
陽性尤度比 34.1
陰性尤度比 0.21

メモ：

参考文献：

Logerstedt DS, Snyder-Mackler L, Ritter RC, Axe MJ, Godges JJ. Knee stability and movement coordination impairments: knee ligament sprain. J Orthop Sports Phys Ther. 2010;40(4):A1–A37. doi:10.2519/jospt.2010.0303.

Dial test（ダイヤルテスト）

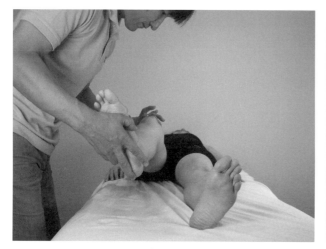 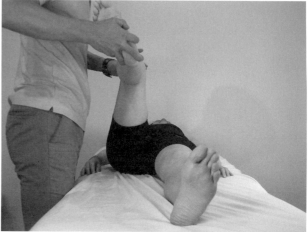

30度屈曲位 　　　　　　　　　　　　　90度屈曲位

目的：後外側構成体を検査

方法：

　症例は背臥位、膝約30度屈曲位、足部中間位とする。セラピストの近位手は大腿部を、遠位手は踵把持し、下腿を外旋誘導する。90度屈曲位でも同様に行う。反対側も行い比較する。

陽性：

　脛骨粗面が反対側よりも後方変位が出現する。

ヒント：

　後外側構成体の損傷を疑う。

備考：

- 脛骨粗面を移動軸として計測するとよい。
- 30度屈曲位は外側構成体の評価となるが90度屈曲位では外側構成体の独立した評価とならない。

```
＜エビデンス＞
 信頼性 NA
 感度　　0.79
 特異度 1.0
 陽性尤度比 34.1
 陰性尤度比 0.21
```

メモ：

参考文献：

Logerstedt DS, Snyder-Mackler L, Ritter RC, Axe MJ, Godges JJ. Knee stability and movement coordination impairments: knee ligament sprain. J Orthop Sports Phys Ther. 2010;40(4):A1–A37. doi:10.2519/jospt.2010.0303.

Blenday RM, Fanelli GC, Giannotti BF, Efson LJ, Barrett TA. Instrumented measurement of the posterolateral corner. Arthroscopy. 1998;14(5):489-494.

Cooper ED. Tests for posterolateral corner. Arthroscopy. 1998;14(5):489-494.

Cooper DE. Tests for posterolateral instability of the knee in normal subjects. J Bone Joint Surg Am. 1991; 73(1):30-36.

Dowd GS. Reconstruction of the posterior cruciate ligament. Indications and results. J bone Joint Surg Br. 2004;86(4):480-491.

Krause DA, Levy BA,Shah JP, Stuart MJ, Hollman JH, Dahm DL. Reliability of the dial test using a handheld inclinometer. Knee Surg Sports Traumata Arthrosc. 2013;21(5):1011-1016.

LaPrade RF, Wentorf F. Diagnosis and treatment of posterolateral knee injuries. Clin Orthop Relat Res. 2002;(402):110-121.

External Rotation Recurvatum Test（外旋反張テスト）

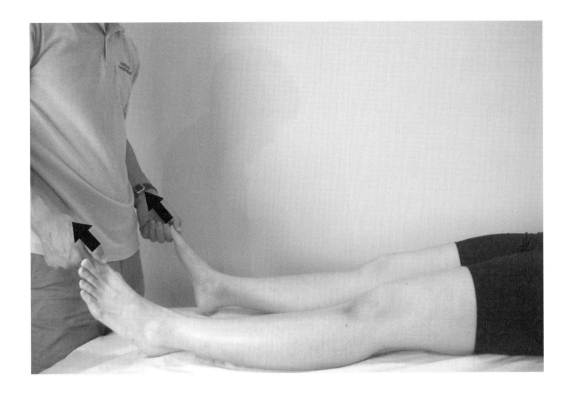

目的：後十字靭帯損傷（PCL）および後外側構成体を検査

方法：

　症例は背臥位で膝完全伸展位とし、セラピストは両母趾を把持し下肢を持ち上げる。

陽性：

　脛骨粗面が反対側よりも外旋し後方変位（過伸展）が出現する。

ヒント：

　PCLおよび後外側構成体の損傷を疑う。

備考：

　• 過伸展以外に外旋変位する場合はPCLだけでなくLCLや後外側構成体損傷も疑う。

<エビデンス>
信頼性 NA
感度　 0.3
特異度 0.99
陽性尤度比 NA
陰性尤度比 NA

メモ：

参考文献：

Cooper DE. Tests for posterolateral instability of the knee in normal subjects. Results of examination under anesthesia. J Bone Joint surg Am. 1991;73(1):30-36

Hughston JC. Norwood LA Jr. The posterolateral drawer test and external rotational recurvatum test for posterolateral rotatory instability of the knee. Clin Orthop Relat Res.1980; 147:82-87.

LaPrade RF, Ly TV. Griffith C. The external rotation recurvatum test revisited: reevaluation of the sagittal plane tibiofemoral relationship. Am J Sports Med. 2008;36(4):709-712.

LaPrade RF, Wentorf F. Diagnosis and treatment of posterolateral knee injuries. Clin Orthop Relat Res. 2002;402:110-121.

Loudon JK, Goist HL. Loudon KL. Genu recurvatum syndrome. J Orthop Sports Phys Ther. 1998;27(5):361-367.

Rubinstein RA Jr. Shelbourne KD, McCarroll JR, VanMeter CD. Rettig AC. The accuracy of the clinical examination in the setting of posterior cruciate ligament injuries. Am J Sports Med. 1994;22(4):550-557.

Staubli HU, Jakob RP. Posterior instability of the knee near extension. A clinical and stress radiographic analysis of acute injuries of the posterior cruciate ligament. J Bone Joint Surg Br. 1990;72(2):225-230.

Trimble MH, Bishop MD, Buckley BD, Fields LC, Rozea GD. The relationship translation. Clin Biomech(Bristol, Avon). 2002;17(4):286-290.

McMurray test（マックマリーテスト）

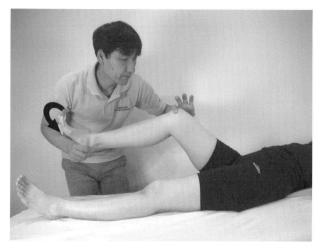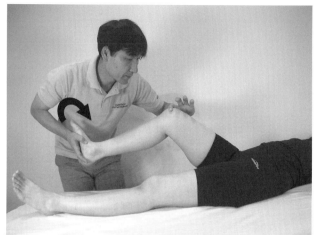

目的：半月板損傷を検査

方法：

　症例は背臥位、セラピストの遠位手は患側足部を保持する。近位手は関節裂隙を触知する。同側股関節、膝関節を屈曲位から下腿内旋させながらゆっくり伸展する。反対に下腿外旋させながらゆっくり伸展する。反対側も行い比較する。

陽性：

　クリック、ドタン、ロッキング
　　さらに／または、痛みが再現する。

ヒント：

　下腿内旋は外側半月板損傷を
　下腿外旋は内側半月板損傷を疑う。

備考：

- 関節裂隙の圧痛も評価しておくとよい。
- リスクの高い症例はエンドフィールを感じながら、ゆっくりと伸展する。急激な刺激は注意をする。

```
＜エビデンス＞
信頼性 0.33-60
感度　　0.55（内側）/0.21（外側）
特異度 0.72（内側）/0.94（外側）
陽性尤度比 2（内側）/3（外側）
陰性尤度比 0.6（内側）/0.8（外側）
```

メモ：

参考文献：

Ercin E, Kaya I, Sungur I, Demirbas E, Ugras AA, Cetinus EM. History, clinical findings, magnetic resonance imaging, and arthroscopic correlation in meniscal lesions. Knee Surg Sports Traumatol Arthrosc. 2012;20(5):851–6. doi:10.1007/s00167-011-1636-4.

Hegedus EJ, Cook C, Hasselblad V, Goode A, McCrory DC. Physical examination tests for assessing a torn meniscus in the knee: a systematic review with meta-analysis. J Orthop Sports Phys Ther. 2007;37(9):541–50. doi:10.2519/jospt.2007.2560.

Konan S, Rayan F, Haddad FS. Do physical diagnostic tests accurately detect meniscal tears? Knee Surg Sports Traumatol Arthrosc. 2009;17(7):806–11. doi:10.1007/s00167-009-0803-3.

Logerstedt DS, Snyder-Mackler L, Ritter RC, Axe MJ. Knee pain and mobility impairments: meniscal and articular cartilage lesions. J Orthop Sports Phys Ther. 2010;40(6):A1–A35. doi:10.2519/jospt.2010.0304.

Mirzatolooei F, Yekta Z, Bayazidchi M, Ershadi S, Afshar A. Validation of the Thessaly test for detecting meniscal tears in anterior cruciate deficient knees. Knee. 2010;17(3):221–3. doi:10.1016/j.knee.2009.08.007.

Joint line tenderness（関節裂隙の圧痛）

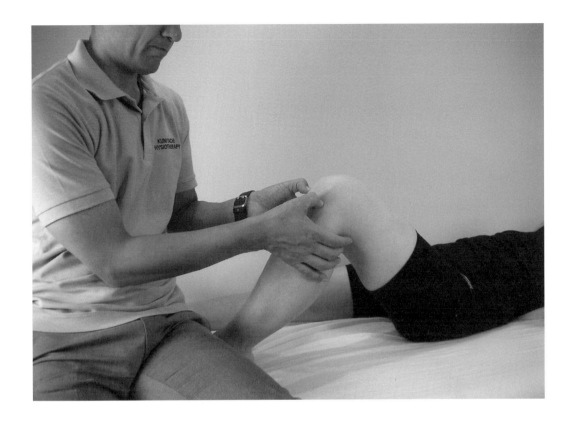

目的：半月板損傷の検査
方法：
　症例は背臥位で60から90度膝屈曲位とする。セラピストは内外側の膝関節裂隙の双方を
　触診する。反対側も行い比較する。
陽性：
　痛みが再現する。
ヒント：
　半月板損傷を疑う。

<エビデンス>
　信頼性 NT
　感度　　0.83（内側）/0.68（外側）
　特異度 0.76（内側）/0.97（外側）
　陽性尤度比 3（内側）/22（外側）
　陰性尤度比 0.2（内側）/0.3（外側）

備考：
- Thessaly test や McMurray test とも統合して解釈する。

参考文献：
Konan S, Rayan F, Haddad FS. Do physical diagnostic tests accurately detect meniscal tears? Knee Surg Sports Traumatol Arthrosc. 2009;17:806-811.
Meserve BB, Cleland JA, Boucher TR. A meta-analysis examining clinical test utilities for assessing meniscal injury. Clin Rehabil. 2008;22:143-161.
Ercin E, Kaya I, Sungur I, Demirbas E, Ugras AA, Cetinus EM. History, clinical findings, magnetic resonance imaging, and arthroscopic correlation in meniscal lesions. Knee Surg Sports Traumatol Arthrosc. 2012;20(5):851–6. doi:10.1007/s00167-011-1636-4.
Hegedus EJ, Cook C, Hasselblad V, Goode A, McCrory DC. Physical examination tests for assessing a torn meniscus in the knee: a systematic review with meta-analysis. J Orthop Sports Phys Ther. 2007;37(9):541–50. doi:10.2519/jospt.2007.2560.
Konan S, Rayan F, Haddad FS. Do physical diagnostic tests accurately detect meniscal tears? Knee Surg Sports Traumatol Arthrosc. 2009;17(7):806–11. doi:10.1007/s00167-009-0803-3.
Logerstedt DS, Snyder-Mackler L, Ritter RC, Axe MJ. Knee pain and mobility impairments: meniscal and articular cartilage lesions. J Orthop Sports Phys Ther.2010;40(6):A1–A35. doi:10.2519/jospt.2010.0304.
Mirzatolooei F, Yekta Z, Bayazidchi M, Ershadi S, Afshar A. Validation of the Thessaly test for detecting meniscal tears in anterior cruciate deficient knees. Knee. 2010;17(3):221–3. doi:10.1016/j.knee.2009.08.007.
Shelbourne KD, Benner RW. Correlation of joint line tenderness and meniscus pathology in patients with subacute and chronic anterior cruciate ligament injuries. J Knee Surg. 2009;22(3):187–90.

Apley compression test or Apley grinding test　アプレー圧迫（摩擦）

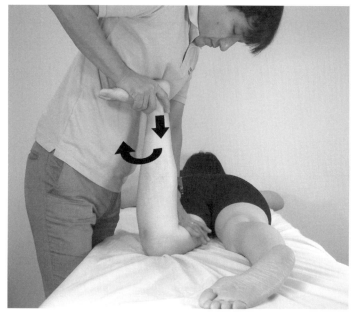 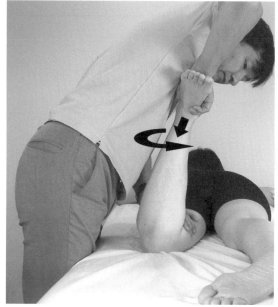

目的：半月板損傷を検査

方法：

症例は腹臥位とし、セラピストは患側膝を90度屈曲位にさせる。近位手は膝もしくは手を患側大腿後面から固定する。遠位手は検査側の踵を把持し、下方圧迫したまま下腿を内旋と外旋する。

陽性：

痛みが再現する。

ヒント：

下腿内旋圧迫の痛みは外側半月板損傷い、下腿外旋圧迫の痛みは内側半月板損傷を疑う。

メモ：

<エビデンス>
信頼性　ＮＡ
感度　　0.13-0.16
特異度　0.8-1.0
陽性尤度比　7.46
陰性尤度比　0.33

参考文献：

Malanga GA, Andrus S, Nadler SF, McLean J. Physical examination of the knee a review of the original test decscription and scientific validity of common orthopedic tests. Arch Phys Med Rehabil. 2003;84(4):592-603.

Pookarnjanamorakot C, Korsantirat T, Woratanarat P. Meniscal lesions in the anterior cruciate insufficient knee: the accuracy of clinical evaluation. J Med assoc Thai. 2004;87(6):618-623.

Steinman's tenderness displacement test
（スタイメンテンダーネスディスプレイスメントテスト）

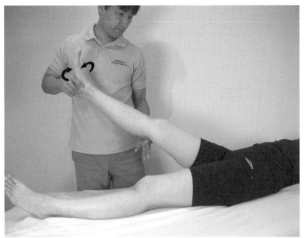

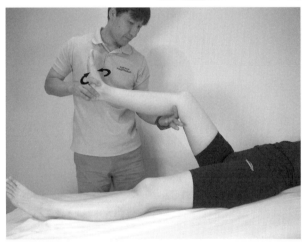 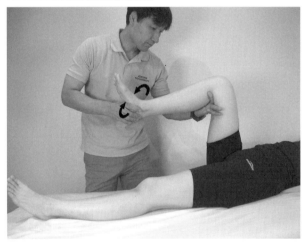

目的：半月板損傷を検査

方法：

　症例は背臥位で膝完全伸展位とし、セラピストは複数の角度で下腿の内外旋をする。反対側も行い比較する。

陽性：

　不安定性か疼痛もしくは完全屈曲位でのロッキングが出現する。

ヒント：

　半月板損傷を疑う。

備考：

- どの角度、どの方向で陽性になるかを注意深く確認する。

＜エビデンス＞	
信頼性	NT
感度	0.28-0.29
特異度	1.0
陽性尤度比	NA
陰性尤度比	NA

メモ：

参考文献：

Dervin GF, Stiell IG, Rody K, Grabowski J. Effect of arthroscopic debridement for osteoarthritis of the knee on health-related quality of life. J Bone Joint Surg Am. 2003;85-A(1):10-19.

Pookarnjanamorakot C, Korsantirat T. Woratanarat P. Meniscal lesions in the anterior cruciate insufficient knee: the accuracy of clinical evaluation. J Med Assoc Thai. 2004; 87(6):618-623.

Nevsimal L, Skotak M, Mika P, Behounek J. Clinical examination of menisci in the era of arthroscopy [article in Czech]. Acta Chir Orthop Traumatol Cech. 2002;69(2):88-94

Thessaly test（テサリーテスト）

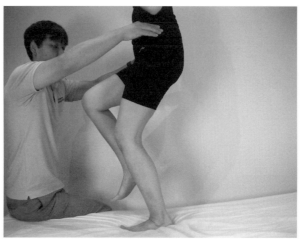

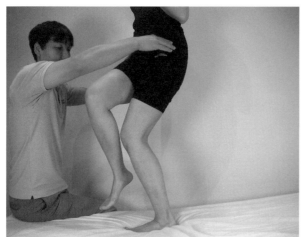
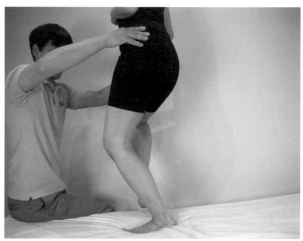

目的：半月板損傷を検査

方法：

　症例は膝約5度屈曲位で片脚立位をとりセラピストの肩を持つ。セラピストは骨盤帯を保持し体幹内外旋を3回繰り返させる。反対側も行い比較する。

陽性：

　違和感、ロッキングもしくはキャッチング、不安定性、
　疼痛等が出現する。

ヒント：

　半月板損傷を疑う。

備考：

・膝20度など関節角度を変えて行ってもよい。

＜エビデンス＞
信頼性 NT
感度　　0.64
特異度 0.53
陽性尤度比 1.37
陰性尤度比 0.68

参考文献：
Goossens, P., Keijsers, E., van Geenen, R. J. C., Zijta, A., van den Broek, M., Verhagen, A. P., & Scholten-Peeters, G. G. M. (2015). Validity of the Thessaly test in evaluating meniscal tears compared with arthroscopy: a diagnostic accuracy study. J Orthop Sports Phys Ther., 45(1), 18–24, B1. https://doi.org/10.2519/jospt.2015.5215
Karachalios T, Hantes M, Zibis AH, Zachos V, Karantanas AH, Malizos KN. Diagnostic accuracy of a new clinical test (the Thessaly test) for early detection of meniscal tears. J Bone Joint Surg Am. 2005;87(5):955–62. doi:10.2106/JBJS.D.02338.
Konan S, Rayan F, Haddad FS. Do physical diagnostic tests accurately detect meniscal tears? Knee Surg Sports Traumatol Arthrosc. 2009;17(7):806–11. doi:10.1007/s00167-009-0803-3.
Logerstedt DS, Snyder-Mackler L, Ritter RC, Axe MJ. Knee pain and mobility impairments: meniscal and articular cartilage lesions. J Orthop Sports Phys Ther. 2010;40(6):A1–A35. doi:10.2519/jospt.2010.0304.
Mirzatolooei F, Yekta Z, Bayazidchi M, Ershadi S, Afshar A. Validation of the Thessaly test for detecting meniscal tears in anterior cruciate deficient knees. Knee. 2010;17(3):221–3. doi:10.1016/j.knee.2009.08.007.

Clark's sign（クラークサイン）/Grind Test（グラインドテスト/摩擦テスト）

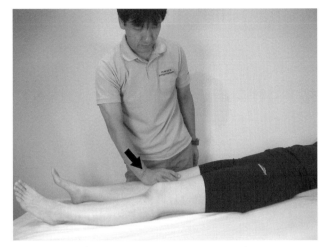

①膝蓋骨中央部から圧迫

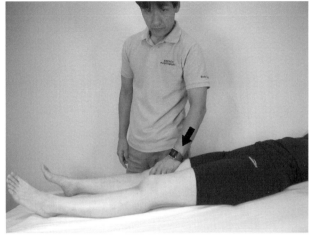

②膝蓋骨上面を固定し、大腿四頭筋を収縮

目的：膝蓋大腿関節を検査

方法：

　症例は背臥位で膝完全伸展位とし、セラピストは膝蓋骨中央部から圧迫し症状を評価する（①）。次に膝蓋骨上面を固定し大腿四頭筋を収縮させる（②）。

陽性：

　どちらかのテクニックで痛みが再現する。

ヒント：

　膝蓋大腿関節障害を疑う。特に膝蓋軟骨軟化症（CMP）や膝蓋大腿関節症を疑う。

備考：

- 膝蓋骨脱臼や亜脱臼とはやや異なるメカニズムであることに注意する。
- Patellar apprehension test や McConnell Test とも統合して解釈する。

メモ：

参考文献：

Cook C, Mabry L, Reiman MP, Hegedus EJ. Best tests/clinical findings for screening and diagnosis of patellofemoral pain syndrome: a systematic review. Physiotherapy. 2012;98(2):93–100. doi:10.1016/j.physio.2011.09.001.

Doberstein ST, Romeyn RL, Reineke DM. The diagnostic value of the Clarke sign in assessing chondromalacia patella. J Athl Train. 43(2):190–6. doi:10.4085/1062-6050-43.2.190.

McConnell Test（マッコーネルテスト）

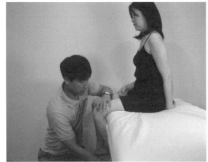
①120度

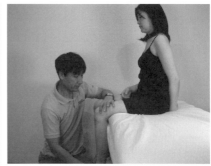
② 90度

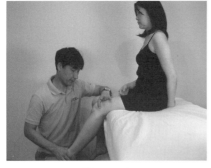
③ 60度

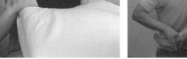
④ 30度

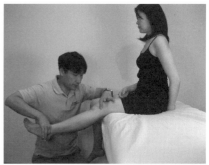
⑤ 0度

目的：膝蓋大腿関節を検査する

方法：

　症例は端坐位とし、セラピストは膝関節120、90、60、30、そして0度で、それぞれで等尺性収縮を行う。

陽性：

　症状が再現する。

ヒント：

　膝蓋大腿関節障害を疑う。

備考：

　• 臨床上よく知られている検査だが、信頼性は低いテストである。

> ＜エビデンス＞
> 　検者内信頼性 κ =0.06-0.35
> 　検者間信頼性 κ =0.03-0.19

メモ：

参考文献：

Watson, C.J., et al., Reliability of McConnell's classification of patellar orientation in symptomatic and asymptomatic subjects. J Orthop Sports Phys Ther, 1999. 29(7): p. 378-85; discussion 386-93.

Patella Apprehension test（脱臼不安感テスト）

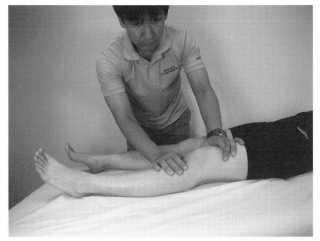

Patella Apprehension test

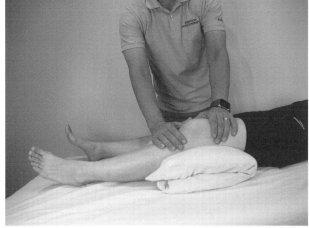

Fairbanks Apprehension Test

目的：膝蓋大腿関節を検査

方法：

　症例は背臥位、膝関節は完全伸展位とし、セラピストは膝蓋骨を外方へゆっくりと変位させる。それから膝を軽度屈曲させる。

陽性：

　症状（不安定感）が再現する。

ヒント：

　膝蓋大腿関節障害を疑う。特に膝蓋大腿関節不安定症（膝蓋骨脱臼・亜脱臼）を疑う。

備考：

- ・膝蓋軟骨軟化症や膝蓋大腿関節症とはやや異なるメカニズムであることに注意する。
- ・30度屈曲位で行うテストのことをフェアバンクス アプリヘンジョン テストという。

＜エビデンス＞

検者内信頼性 κ =0.39-0.47

検者間信頼性 κ =0.031

感度　　0.07-0.37

特異度 0.7-0.92

陽性尤度比 NA

陰性尤度比 NA

メモ：

参考文献：

Cook c、Mabry L, Reiman MP, Hegedus EJ. Best tests/clinical findings for screening and diagnosis of patellofemoral pain syndrome: a systematic review. Physiotherapy. 2012:98(2):93-100

Watson CJ, Leddy HM, Dynjan TD, Parham JL. Reliability of the lateral pull test and tilt test to assess patellar aligment in subjects with symptomatic knees: student raters. L Orthop Sports Phys Ther. 2001;31:368-374.

Patella tendon / Patella ligament length test
（パテラテンドン/パテラリガメントレングステスト）

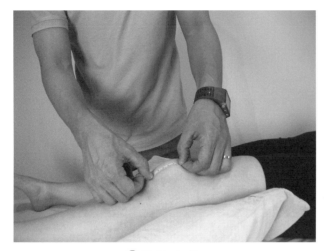
①P:Patella

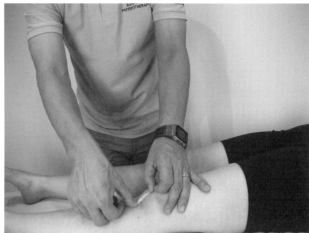
②T:Tendon

目的：膝蓋大腿関節（T/P比）を検査

方法：

　症例は背臥位、膝関節は完全伸展位とし、セラピストは膝蓋骨上部と下部の距離（①）と、膝蓋骨下部と脛骨粗面の距離（②）を計測する。①に対する②の比率（T/P比）を算出する。

陽性：

　T/P比が高値は膝蓋骨高位、低値は膝蓋骨低位となる。

ヒント：

　膝蓋骨高位は、膝蓋大腿関節の緩さを示唆する。

　膝蓋骨低位は、膝蓋大腿関節の圧迫を示唆する。

備考：

・T/P比は本来レントゲンで計測され1.2以上は膝蓋骨高位と診断される。

メモ：

参考文献：

Cook c、Mabry L, Reiman MP, Hegedus EJ. Best tests/clinical findings for screening and diagnosis of patellofemoral pain syndrome: a systematic review. Physiotherapy. 2012:98(2):93-100

Watson CJ, Leddy HM, Dynjan TD, Parham JL. Reliability of the lateral pull test and tilt test to assess patellar aligment in subjects with symptomatic knees: student raters. L Orthop Sports Phys Ther. 2001;31:368-374.

Patella ballottement test (パテラバロットメントテスト) /Patella tap test (パテラタップテスト)

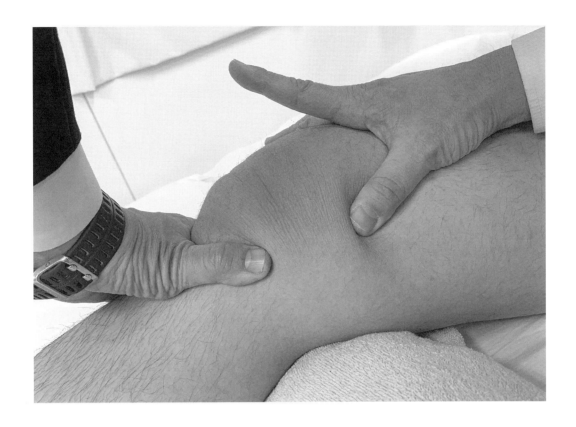

目的：関節水腫を検査

方法：

　症例は背臥位とし、セラピストは近位手で患側膝蓋骨上部をとりまくように軽く固定する。遠位手で膝蓋骨を大腿骨の方へ軽く圧迫する。

陽性：

　膝蓋骨が大腿骨関節面より浮上や、膝蓋骨の圧迫による関節面の衝突音、衝撃が指先に感じる等の現象がある。

ヒント：

　関節水腫を疑う。

備考：

- モディファイストロークテスト、膝周経、熱感、可動域（自動他動）とも統合して解釈する。
- 本邦では膝蓋跳動試験としてよく知られている。
- パテラダンスともいう。

> ＜エビデンス＞
> 信頼性 NT
> 感度　　0.32
> 特異度 1.0
> 陽性尤度比 NA
> 陰性尤度比 NA

メモ：

参考文献：

Johnson MW. Acute knee effusions: a systematic approach to diagnosis. Am Fam Physician. 2000;61(8):2391-2400.

Pookarnjanamorakot C, Korsantirat T, Woratanarat P. Meniscal lesions in the anterior cruciate insufficient knee: the accuracy of clinical evaluation. J Med Assoc Thai. 2004;87(6):618-623

69

Modified stroke test（修正ストークテスト）

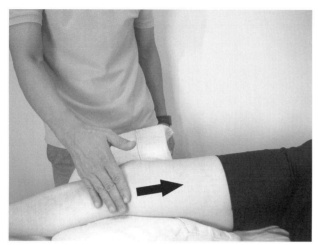 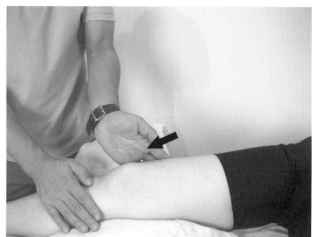

目的：関節水腫を検査

方法：

　症例は背臥位とし、セラピストは症例の膝内側を下方から上方にアップストロークを何度か繰り返す。内側部の滲湿液がなくなるまで行う。次に、外側を上方から下方にダウンストロークを上方から下方に行う。膝内側面の滲湿液の状態を確認する。

陽性：

　グレード0:ダウンストロークで内側膝関節部に液体が生成されない。

　グレード1+:ダウンストロークで膝内側にわずかなウエイブがある。

　グレード2+: アップストローク後にすぐに滲湿液が内側へ戻る。

　グレード3+: 内側のアップストローク時に滲湿液が移動しない。

ヒント：

　関節水腫を疑う。

備考：

・膝蓋跳動試験、膝周経、熱感、可動域（自動他動）とも統合して解釈する。

<エビデンス>
　信頼性　κ =0.61
　感度　　NA
　特異度　NA
　陽性尤度比 NA
　陰性尤度比 NA

メモ：

参考文献：

Logerstedt DS, Snyder-Mackler L, Ritter RC, Axe MJ. Knee pain and mobility impairments: meniscal and articular cartilage lesions. J Orthop Sports Phys Ther. 2010;40(6):A1–A35. doi:10.2519/jospt.2010.0304.

Logerstedt DS, Snyder-Mackler L, Ritter RC, Axe MJ, Godges JJ. Knee stability and movement coordination impairments: knee ligament sprain. J Orthop Sports Phys Ther. 2010;40(4):A1–A37. doi:10.2519/jospt.2010.0303.

Bulge sign（バルジ徴候）

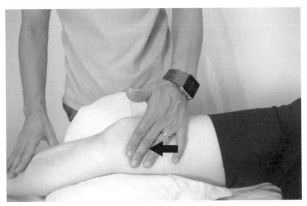

①膝蓋骨の内側上部から下方向に滑る

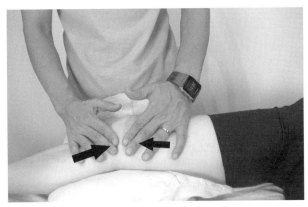

②滲湿液を空にする

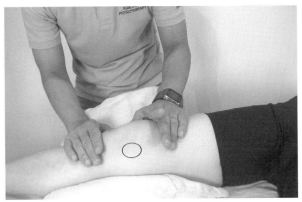

③水腫の移動

目的：関節水腫を検査

方法：

　症例は背臥位とし、セラピストの近位手は膝蓋骨の内側上部を触診し下方向に滑る（①）。遠位手は滲湿液と組織を膝内側区画から外側方向に押して膝内側区画部の滲湿液を空にする（②）。最後に両母指で直ちに外側の区画に移動し外側区画部を内側に押す。滲湿液が内側区画に向かって移動するのを観察する（③）。

陽性：

　内側区画部の膨張が出現する。

備考：

- 内側区画部の膨張のことをバルジサインという。
- 膝蓋跳動試験、モディファイストロークテスト、膝周経、熱感、可動域（自動他動）とも統合して解釈する。

<エビデンス>
信頼性 0.97（膝OA）
感度　　NT
特異度 NT
陽性尤度比 NA
陰性尤度比 NA

メモ：

参考文献：

Logerstedt DS, Snyder-Mackler L, Ritter RC, Axe MJ. Knee pain and mobility impairments: meniscal and articular cartilage lesions. J Orthop Sports Phys Ther. 2010;40(6):A1–A35. doi:10.2519/jospt.2010.0304.

Logerstedt DS, Snyder-Mackler L, Ritter RC, Axe MJ, Godges JJ. Knee stability and movement coordination impairments: knee ligament sprain. J Orthop Sports Phys Ther. 2010;40(4):A1–A37. doi:10.2519/jospt.2010.0303.

Ober's Test（オーバー / オーベルテスト）

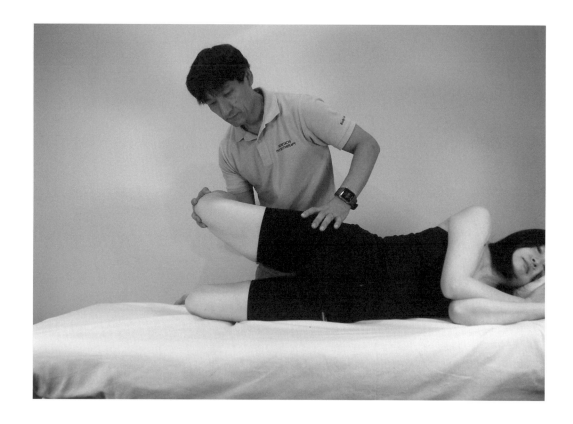

目的：大腿筋膜張筋ないし腸脛靭帯の前部線維由来の緊張を検査

方法：

　症例は側臥位とし、セラピストは膝関節90度屈曲位で下肢を持ち、体幹の延長線まで股関節伸展と外転位に保持する。その後エンドフィールを感じながら内転方向へ誘導する。

陽性：

　下肢の重力による可能な範囲で内転位とならない、もしくは骨盤や体幹の代償運動による内転位となる。

ヒント：

　大腿筋膜張筋ないし腸脛靭帯（特に前方線維）由来の緊張を疑う。

備考：

- 骨盤や体幹の回旋、屈曲、側屈等の代償運動に着目する。
- 股関節内旋の偽陽性に注意する。

<エビデンス>
信頼性 0.94
感度　　NT
特異度 NT
陽性尤度比 NT
陰性尤度比 NT

メモ：

参考文献：

Herrington L, Rivett N, Munro S. The relationship between patella position and length of the iliotibial band as assessed using Ober's test. Man. Ther. 2006;11(3):182–6.

Getka A. Patellar hypomobility and the flexibility of the iliotibial band and the femoral quadriceps. Ortop Traumatol Rehabil. 2005;7(6):656-9.

Melchione WE, Sullivan MS. Reliability of measurements obtained by use of an instrument designed to indirectly measure iliotibial band length. J. Orthop. Sports Phys. Ther. 1993;18(3):511–5.

Modified Ober's Test（修正オーバー / オーベルテスト）

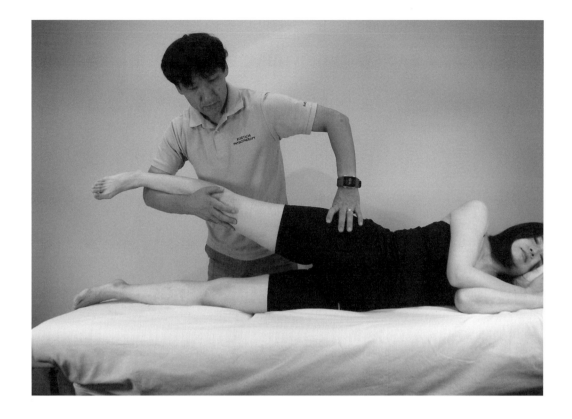

目的：大腿筋膜張筋ないし腸脛靭帯由来の緊張を検査

方法：

　症例は側臥位とし、セラピストは膝関節伸展位で下肢を持ち、骨盤帯を固定しながら体幹の延長線まで股関節軽度伸展と外転位に保持する。その後エンドフィールを感じながら内転方向へ誘導する。

陽性：

　下肢の重力による可能な範囲で内転位とならない、もしくは骨盤や体幹の代償運動による内転位となる。

ヒント：

　大腿筋膜張筋ないし腸脛靭帯(特に後方線維)由来の緊張を疑う。

> ＜エビデンス＞
> 検者間信頼性 0.73
> 検者内信頼性 0.91-0.94

備考：

- 骨盤や体幹の回旋、屈曲、側屈等の代償運動に着目する。
- このテストは股関節内旋の代償運動を抑制するためのテストである。
- 非検査側の股関節は軽度屈曲位、検査側の股関節は軽度伸展位で行うことにより検出力がある。

参考文献：

Melchione WE,Sullivan M, Reliability of measurments obtained by use of an instrument designed to indirectly measure iliotibial band length. J Orthop Sports Phys Ther. 1993;18:511-515

Reese N,Bandy W. Use of an inclinometer to measure flexibility of the iliotibial band using the Ober test and the Modified Ober test: difference in magnitude and reliability fo measurements. J Orthop Sports Phys Ther. 2003:33:326-330

Ely's Test（エリーテスト）

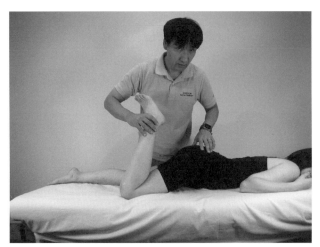 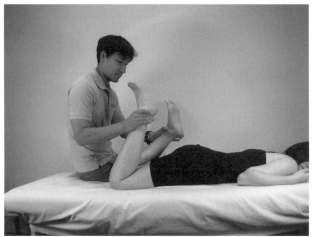

目的：股関節屈曲拘縮を検査

方法：

　症例は腹臥位となり、セラピストは踵を殿部の方向に膝屈曲させる。反対側の下肢も検査し比較する。

陽性：

　膝屈曲で同側の骨盤が挙上する。

ヒント：

　股関節屈曲拘縮を疑う。

備考：

> ＜エビデンス＞
> 　検者内信頼性 κ =0.46-0,62
> 　検者間信頼性 κ =0.46-0,52

- 腸腰筋・大腿直筋、大腿筋膜張筋、大腿神経などのステッフネスが考えられるため、モディファイトーマステストの結果も統合して解釈する。

メモ：

参考文献：

Ducan JA, Medical care of young persons in industry. Public Health.1955.68(9):136-139.

Kay RM, Rethlefsen SA, Kelly JP, Wren TAL. Predictive value of the Duncan-Ely test in distal rectus femoris transfer.J Pediatr Orthop. 2004;24(1);59-62.

Marks MC, Alexander J, Sutherland DH, Chambers HG. Clinical utility of the Duncan-Ely test for rectus femoris dysfunction during the swing phase of gait. Dew Med Child Neurol. 2003;45(11):763-768.

Peeler J, Anderson JE. Reliability of the Ely's test for assessing rectus femoris muscle flexibility and joint range of motion. J Orthop Res. 2008;26(6):793-799.

Noble compression test（ノブルコンプレッションテスト）

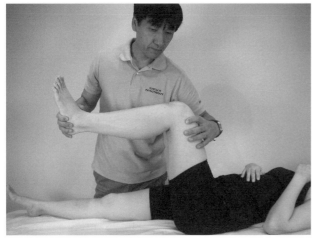 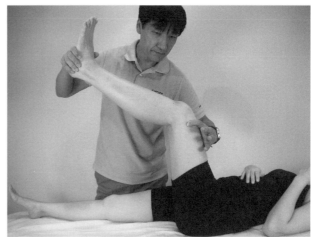

目的：腸脛靭帯炎を検査

方法：

　症例は背臥位、膝関節90度屈曲位とし、セラピストは症例の大腿外顆遠位部を母指で圧迫する。圧迫しながら他動的に膝を伸展させる。

陽性：

　膝関節約30度屈曲位で症状（痛み）が再現する。

ヒント：

　腸脛靭帯炎を疑う。

備考：

　• 腸脛靭帯の走行は膝30度屈曲位で外顆と一致する。

　• レェンテスト、スクワッティングテストとも統合して解釈する。

メモ：

参考文献：

Calmbach WL, Hutchens M.Evaluation of patients presenting with knee pain:part II. Differential diagnosis. Am Fam Physician. 2003;68:917-922.

Renne test（レェン テスト）

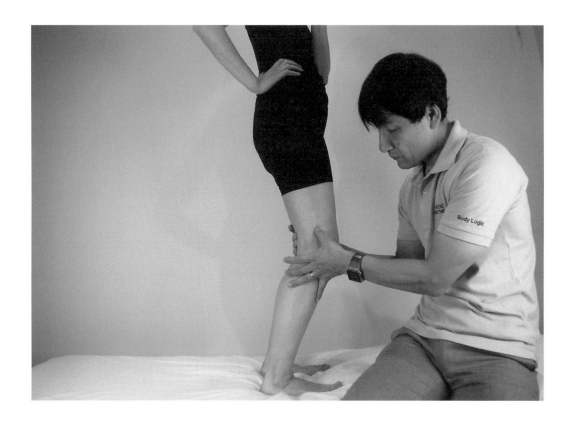

目的：腸脛靭帯炎を検査

方法：

　症例は立位とし、セラピストは症例の大腿外顆遠位を母指で圧迫する。圧迫しながら他
　動的に膝を伸展させる。

陽性：

　膝関節約30度屈曲位で症状（痛み）が再現する。

ヒント：

　腸脛靭帯炎を疑う。

備考：

　• 腸脛靭帯の走行は膝30度屈曲位で外顆と一致する。

　• ノブルテスト、スクワッティングテストとも統合して解釈する。

メモ：

参考文献：

Kirk KL, Kuklo T, Klemme W. Iliotibial band friction syndrome, Orthopedics. 2000;23(11):1209-1214.

Renne JW. The iliotibial band friction syndrome. J Bone Joint Surg. 1975;57A(8):1110-1111

Q-angle（Q角）

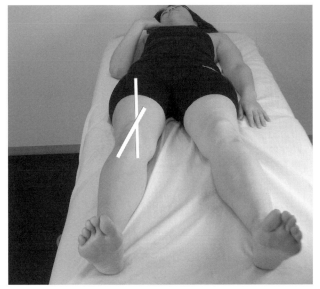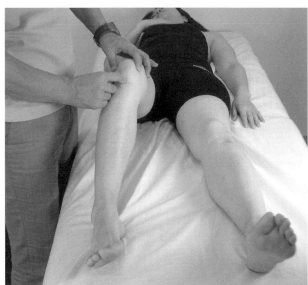

Q-angle

目的：下腿の回旋を検査

方法：

　ASISと膝蓋骨の中心を結んだ線と膝蓋骨中心と脛骨粗面を結んだ線の2本線のなす角を計測する。左右差で比較する。

正常値：

　健常人では約15度　男性平均：11.2度　女性平均：15.8度

備考：

- 前額面だけでなく水平面のアライメントの診断が可能である。
- 臨床上、坐位で簡易的に計測が可能である。
- 変形性膝関節症では過外旋が好発である。

＜エビデンス＞
検者内信頼性
0.17-0.29
検者間信頼性
0.14-0.37
感度　　NT
特異度 NT
陽性尤度比 NA
陰性尤度比 NA

メモ：

参考文献：

Tomsich DA, Nitz AJ, Threlkeld AJ, Shapiro R. Pattellofemoral alignment:reliability. J Orthop Sports Phys Ther. 1996; 23:200-208

Greene CG, Edwards TB, Wade MR, Carson EW. Reliability of quadriceps angle measurement. Am J Knee Surg. 2001;14:97-103.

Femorotibial angle（FTA）

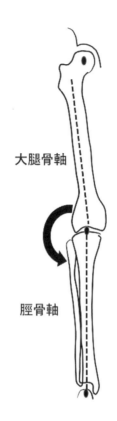

大腿骨軸

脛骨軸

目的：大腿骨と脛骨のアライメントを検査

方法：

　大腿骨と脛骨のなす角を計測する。左右差も比較する。

正常値：

　男性の正常値は約178度、女性は約176度である。

備考：

　• レントゲンで計測するものであるが、ゴニオメーターで計測することも可能である。

　• 別法として、両踵をつけて両膝の距離を計測してもよい。

　• 前額面の評価として採用される。

メモ：

参考文献：

Yang, N.H., et al., Effect of frontal plane tibiofemoral angle on the stress and strain at the knee cartilage during the stance phase of gait. J Orthop Res, 2010. 28(12): p. 1539-47.

Mikulicz line（下肢機能軸線）

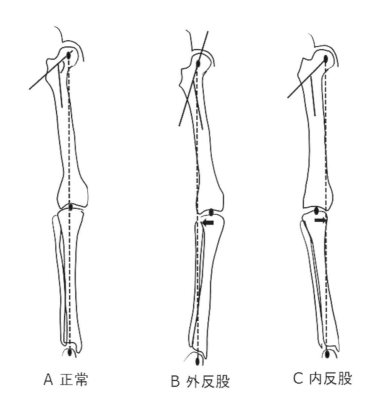

A 正常　　　　B 外反股　　　　C 内反股

目的：股関節、膝関節、足関節のアライメントを検査

方法：

　大腿骨頭中心から足関節中心を計測する。

正常値：

　大腿骨頭中心と足関節中心を結ぶ線に膝関節のほぼ中央が通過する。

備考：

- 頚体角はレントゲンを使用しなければ検査は難しい。
- 頚体角から膝のアライメントを予測する。
- 膝のアライメントからも頚体角を予測する。
- 股関節の手術によっては膝のアライメントが影響する。

メモ：

参考文献：

Lobenhoffer P, Van Heerwaarden R, Agneskirchner JD. Georg Thieme Verlag, 2nd revised edition. New York: 2014. Kniegelenknahe Osteotomien: Indikation- Planung- Operationstechniken mit Plattenfixateuren

第 4 章
Foot & Ankle
（足と足関節）

Tuning fork metatarsal fracture assessment
（チューニングフォーク中足骨骨折評価）

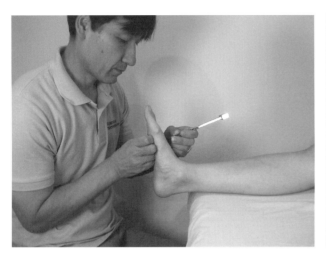 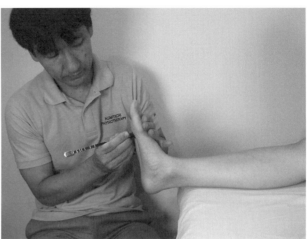

目的：中足骨骨折を検査

方法：

　症例はベッド縁から下肢を膝伸展位で出す。セラピストの母指球で音叉（チューニンフォーク）を叩く。それぞれの中足骨頭、背側および底側を検査する。反対側も行い比較する。

陽性：

　症状が再現する。

ヒント：

　中足骨骨折を疑う。

備考：

　• モートン神経腫との鑑別が必要である。

メモ：

参考文献：

Dissmann PD, Han KH. The tuning fork test--a useful tool for improving specificity in "Ottawa positive" patients after ankle inversion injury. Emerg Med J. 2006;23(10):788-90.

Mugunthan K, Doust J, Kurz B, Glasziou P. Is there sufficient evidence for tuning fork tests in diagnosing fractures? A systematic review. BMJ Open. 2014;4(8):e005238.

Moore MB. The use of a tuning fork and stethoscope to identify fractures. J Athl Train. 2009;44(3):272-4.

Tap or percussion test（タップオアパーカッションテスト）

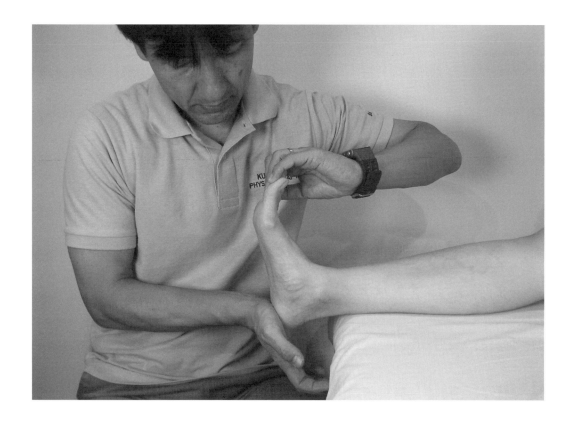

目的：踵骨骨折を検査
方法：
　症例はベッド縁から下肢を膝伸展位で出す。セラピストは症例の足関節を最大背屈位に
　させ、踵部をタップするように叩く。
陽性：
　叩いた部位で症状が再現する。下腿軸に沿ってタッピングを繰り返すとより症状が助長
　される。
ヒント：
　踵骨骨折を疑う。
備考：
　• 明らかな変形がある場合は禁忌となる。

メモ：

参考文献：
Jeff G. Konin, PhD, ATC, PT; Denise Lebsack, PhD, ATC; Alison Snyder Valier, PhD, AT; Jerome A. Isear, Jr., MS, PT, ATC-L, Special Tests for Orthopedic Examination, Fourth Edition, 2015, SLACK Incorporated . P376

Anterior drawer test（前方引出テスト）

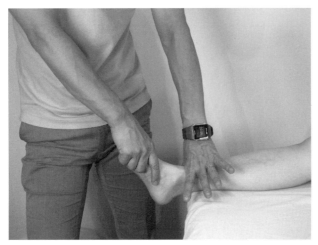 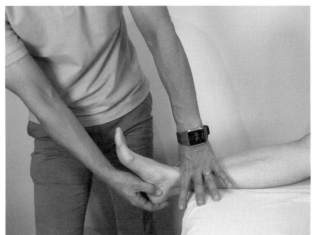

目的：前距腓靭帯損傷を検査

方法：

　症例は距腿関節を軽度底屈位にする。セラピストは脛骨を固定し踵骨と距骨を前方へ滑らせる。

陽性：

　過度に距骨と踵骨が前方変位する。

ヒント：

　前距腓靭帯損傷を疑う。

備考：

- 踵を把持して誘導するように紹介されることが多いが、踵で誘導すると背屈誘導となりやすいので注意する。
- 前足部を把持して前方引出しをすると底屈位の軸上で引出が可能となる。
- 圧痛テストと距骨傾斜テストと関連して考える。

メモ：

参考文献：

Martin RL, Davenport TE, Paulseth S, Wukich DK, Godges JJ. Ankle stability and movement coordination impairments: ankle ligament sprains. J Orthop Sports Phys Ther. 2013;43(9):A1-40.

Talar tilt test – medial (eversion)（距骨傾斜テスト—内側部（回内））

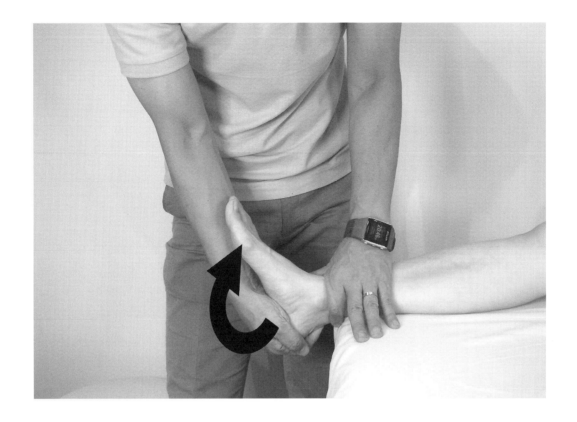

目的：モビリティと三角靭帯損傷を検査

方法：

　症例はベッド縁から下肢を出す。セラピストの近位手は内果部を把持し固定する。遠位手は踵骨を把持し約10度底屈位とする。さらに、三角靭帯にストレスを加えるように踵骨を外側へ動かす。反対側も行い比較する。

陽性：

　症状が再現もしくは三角靭帯損の緩さが増大する。

ヒント：

　過度なモビリティもしくは三角靭帯損傷を疑う。

備考：

- 前方引き出しテスト、自動他動可動域テスト、距骨滑り評価と統合して解釈する。
- 運動学的にはやや不適切な表現だが外反ストレステストともいう。

メモ：

参考文献：

Hertel J, Denegar CR, Monroe MM, Stokes WL. Talocrural and subtalar joint instability after lateral ankle sprain. Med Sci Sports Exerc. 1999;31(11):1501-8.

Martin RL, Davenport TE, Paulseth S, Wukich DK, Godges JJ. Ankle stability and movement coordination impairments: ankle ligament sprains. J Orthop Sports Phys Ther. 2013;43(9):A1-40.

Seebauer CJ, Bail HJ, Rump JC, Hamm B, Walter T, Teichgräber UK. Ankle laxity: stress investigation under MRI control. AJR Am J Roentgenol. 2013;201(3):496-504.

Talar tilt test - lateral (inversion) (距骨傾斜テスト－外側部 (回外))

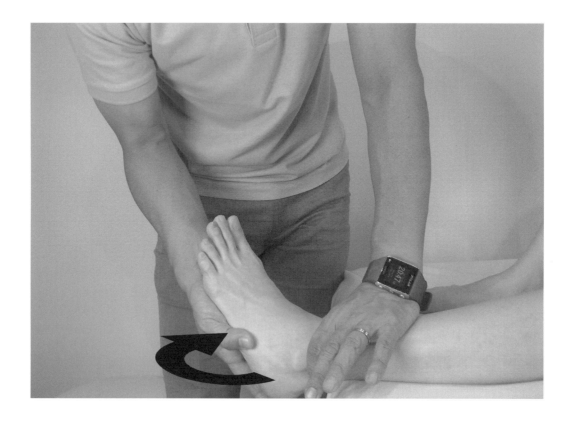

目的：踵腓靭帯損傷を検査

方法：

　症例はベッド縁から下肢を出す。セラピストの近位手は外果部を把持し固定する。遠位手で踵骨を把持し素早く内側へスラストさせる。踵骨内側方向の力を加える。反対側も行い比較する。

陽性：

　症状が再現や反対側と比較して明らかな関節弛緩性がある。

ヒント：

　踵腓靭帯損傷を疑う。

備考：

- 重度な損傷はスラスト刺激に注意をする。
- 前方引き出しテストや圧痛評価と統合して解釈する。
- 運動学的にはやや不適切な表現だが内反ストレステストともいう。

＜エビデンス＞
信頼性 NA
感度　　0.67
特異度 0.75
陽性尤度比 2.7
陰性尤度比 0.44

メモ：

参考文献：

Martin RL, Davenport TE, Paulseth S, Wukich DK, Godges JJ. Ankle stability and movement coordination impairments: ankle ligament sprains. J Orthop Sports Phys Ther. 2013;43(9):A1-40.

Hertel J, et al. Talocrural and subtalar joint instability after lateral ankle sprain. Med Sci Sports Exerc. 1999; 31(11): 1501-1508

Thompson Test (トンプソンテスト)

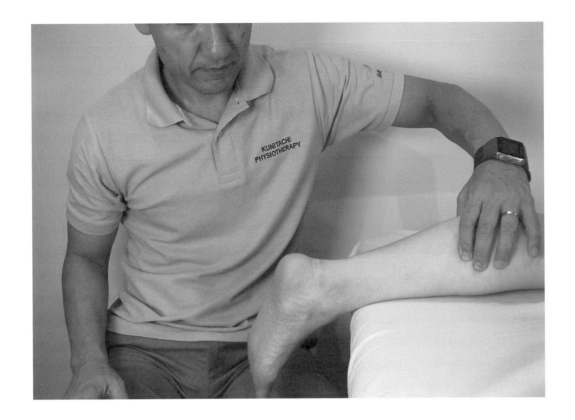

目的：アキレス腱断裂を検査

方法：
　症例は腹臥位でベッド縁から下肢を出す。
　セラピストは下腿三頭筋をスクイーズする。

陽性：
　スクイーズした時に足関節が底屈しない。

ヒント：
　アキレス腱断裂を疑う。

備考：
- Tendinitis とは、いわゆる炎症の結果生じる症状のことである。
- Tendinosis とは、炎症症状は陰性で慢性的に変性し腱が脆弱化する現象のことである。
- Tendinopathy とは、腱の障害のことで広い意味を持つ。

```
＜エビデンス＞
 信頼性 NA
 感度　　0.96
 特異度 0.93
 陽性尤度比 NA
 陰性尤度比 NA
```

メモ：

参考文献：

O'Brien T. The needle test for complete rupture of the Achilles' tendon.J Bone Joint Surg Am.1984;66(7):1099-1101.

Schwieterman B, Haas D, Columber K, Knupp D, Cook C. Diagnostic accuracy of physical examination tests of the ankle/foot complex: a systematic review. Int J Sport Phys Ther.2013;8(4):416-426.

Thompson TC.A test for rupture of the tendo achillis. Acta Orthop Scand.1962;32;461-465.

Thompson TC, Doherty JH. Spontaneous rupture of tendon of theAchilles;a new clinical diagnostic test. J Trauma.1962;2'126-129.

Arc sign (アークサイン)

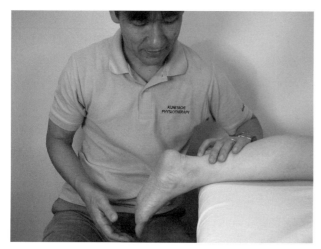 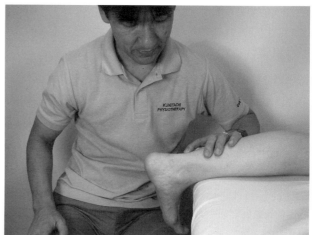

目的：アキレス腱周囲炎を検査

方法：

　症例は腹臥位でベッド縁から下肢を出す。セラピストは自動的に足関節を背屈と底屈にし、腫脹部位が移動するのを確認する。

陽性：

　腫脹部位が移動する。

ヒント：

　アキレス腱周囲炎を疑う。

備考：

- アキレス腱部の触診、底屈筋力と統合して解釈する。
- アキレス腱周囲炎の症例は過回内足が特徴である。

メモ：

＜エビデンス＞

　検者内信頼性 κ =0.28-0.75

　検者間信頼性 κ =0.55-0.72

　感度　　0.52

　特異度 0.83

　陽性尤度比 3.05

　陰性尤度比 0.58

参考文献：

Carcia CR, Martin RL, Houck J, Wukich DK. Achilles pain, stiffness, and muscle power deficits: achilles tendinitis. J Orthop Sports Phys Ther. 2010;40(9):A1-26.

Maffulli N, Kenward MG, Testa V, Capasso G, Regine R, King JB. Clinical diagnosis of Achilles tendinopathy with tendinosis. Clin J Sport Med. 2003;13(1):11-5.

Royal London test（ロイヤルロンドンテスト）

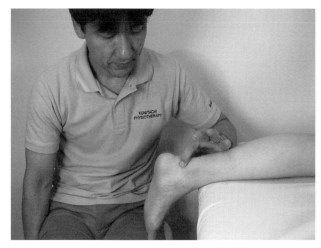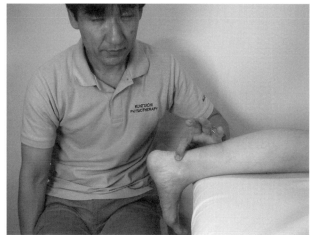

目的：アキレス腱周囲炎を検査

方法：

　症例は腹臥位でベッド縁から下肢を出す。セラピストはまず最もアキレス腱脆弱部を確認し、脆弱部をピンチするように触知してから、さらに背屈するように指示する。

陽性：

　症状が軽減する。

ヒント：

　アキレス腱周囲炎を疑う。

備考：

　• 腓腹筋の筋力テスト、アキレス腱の腫れ、アークサイン等と統合して解釈する。

メモ：

<エビデンス>

　検者内信頼性 κ =0.60-0.89

　検者間信頼性 κ =0.63-0.76

　感度　　0.54

　特異度 0.91

　陽性尤度比 6.75

　陰性尤度比 0.51

参考文献：

Carcia CR, Martin RL, Houck J, Wukich DK. Achilles pain, stiffness, and muscle power deficits: achilles tendinitis. J Orthop Sports Phys Ther. 2010;40(9):A1-26.

Windlass Test（ウインドラステスト）

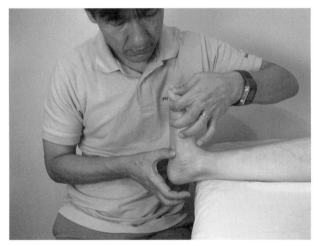 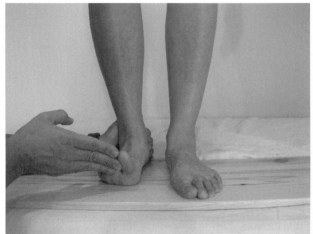

目的：足底筋膜炎を検査

方法：

非荷重テストと荷重テストがある。

＜非荷重テスト＞

症例は端座位もしくは背臥位とし、セラピストは他動的に母趾IP屈曲しながらMP関節伸展する。

＜荷重テスト＞

症例は立位で台上に前足部を出した状態で足部を置く。セラピストは母趾を他動的に伸展する。

陽性：

足底筋膜に沿って症状が再現する。

ヒント：

足底筋膜炎を疑う。

備考：

• 踵骨内側部と足底筋膜の触診、足関節可動域の計測も併せて統合し解釈する。

• 足底筋膜部に圧痛を確認してもよい。

＜エビデンス＞
荷重位
信頼性 NT
感度　0.33
特異度 0.99
陽性尤度比 28.7
陰性尤度比 0.68

＜エビデンス＞
非荷重
信頼性 NT
感度　0.18
特異度 0.99
陽性尤度比 16.21
陰性尤度比 0.83

メモ：

参考文献：

Logerstedt DS, Snyder-Mackler L, Ritter RC, Axe MJ, Godges JJ. Knee stability and movement coordination impairments: knee ligament sprain. J Orthop Sports Phys Ther. 2010;40(4):A1–A37. doi:10.2519/jospt.2010.0303.

Single heel rising test（シングルヒールライジングテスト）

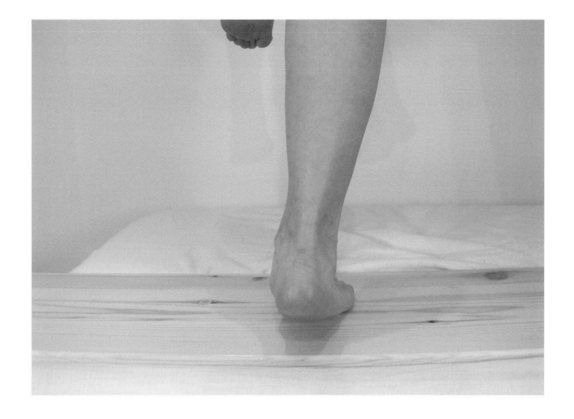

目的：扁平足障害を検査

方法：

　症例は片脚立位から踵を自動的に挙げる。必要ならば手すりを使用してもよい。

陽性：

　足内側縦アーチ部に症状の再現が再現する。

　痛みで踵を持ち上げることが出来ない。

ヒント：

　扁平足障害を疑う。

メモ：

参考文献：

Chimenti, R. L., J. Tome, et al. "Adult-acquired flatfoot deformity and age-related differences in foot and ankle kinematics during the single-limb heel-rise test."*J Orthop Sports Phys Ther 2014;44(4): 283-290.STUDY DESIGN: Cross-sectional laboratory study.*

Maurer, C., A. Finley, et al. "Ankle plantarflexor strength and endurance in 7-9 year old children as measured by the standing single leg heel-rise test." Phys Occup Ther Pediatr 2007;27(3): 37-54.

Compression (Squeeze) test（コンプレッションスクイーズテスト）

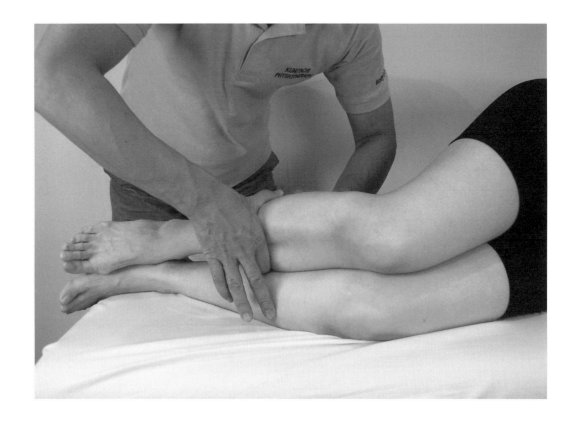

目的：遠位脛腓関節損傷を検査

方法：

　症例はベッド縁から下肢を出す。セラピストは下腿の中1/3を触診し、脛骨と腓骨をスクイーズする。

陽性：

　下腿遠位部の症状が再現する。

備考：

- 神経腫部位の触診も併せて評価する
- スクイーズテストともいう。
- 遠位脛腓関節の離開による荷重時痛も好発のため注意する。

＜エビデンス＞
　検者内信頼性0.88-0.92
　検者間信頼性0.46-0.49
　感度　　0.30-1.0
　特異度 0.14-0.63
　陽性尤度比 NA
　陰性尤度比 NA

メモ：

参考文献：

Schwieterman B, Haas D Columber K, Knupp D, Cook C. Diagnostic accuracy of physical examination tests of the ankle/foot complex: a systematic review. Int J Sports Phys Ther.2013;8(4)416-426.

Sman AD, Hiller CE, Refshauge KM. Diagnostic accuracy of clinical tests for diagnosis of ankle syndesmosis injury: a systematic review.Br J Sports Med.2013;47(10):620-628.

Homan's Sing（ホーマンズサイン）

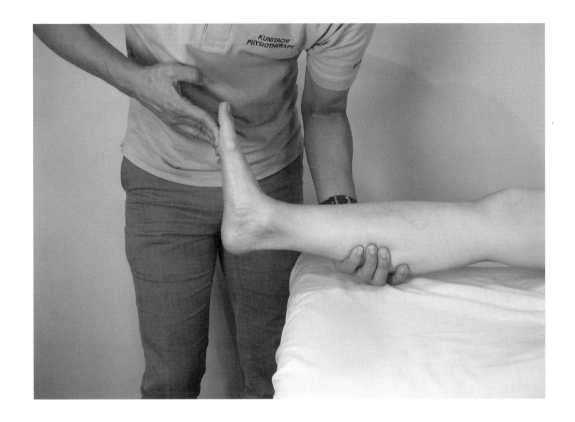

目的：深部静脈血栓症や血栓静脈炎を検査

方法：

　症例はベッド縁から下肢を出す。セラピストは背屈強制と下肢軽度挙上をしながら、ふくらはぎを把持する。

陽性：

　症状が再現する。

ヒント：

　深部静脈血栓症や血栓静脈炎を疑う。

備考：

- 背屈位だけでも症状が出現することがある。
- 足背動脈に脈異常がある場合は血栓を疑う。
- 陽性の場合は生命を脅かす可能性があるので注意する。

メモ：

参考文献：

Cranley JJ, Canos AJ, Sull WJ. The diagnosis of deep venous thrombosis. Fallibility of clinical symptoms and sings. Arch Surg. 1976;111(1):34-36.

Matthewson M. A Homan's sign is an effective method of diagnosing thrombophlebitis in bedridden patients. Crilt Care Nurs. 1983;3(4):64-65.

Ng KC. Deep vein thorombosis: a study in clincal diagnosis. Singapore Med J. 1994;35(3):286-289.

Sandler DA. Homan's sing and medical education. Lancet. 1985; 2(8464):1130-1131.

Wang CI, Wang JW, Chen LM,, et al. Deep vein thrombosis after total knee arthroplasty. J Formos Med Assoc. 2000;99(11):848-953

Figure 8 girth assessment（フィギアエイト周径評価）

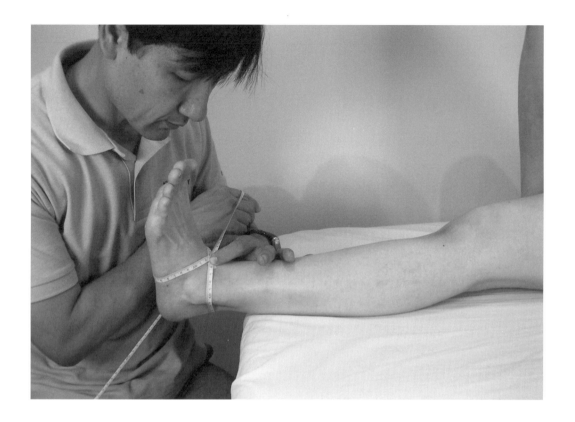

目的：足関節の腫脹を検査

方法：

　症例はベッド縁から下肢を出す。

　セラピストはメジャーを使って計測する。

　①脛前部と外果の間から開始

　②内側へ、舟状骨遠位部直下から内側アーチ部を通って

　③第5中足骨近位部直下へ

　④脛骨前部をクロスして内果下方直下

　⑤アキレス腱部を横切って外果下方直下

　⑥通過し開始点へ

備考：

　• 痛みや可動域の検査と統合して解釈する。

参考文献：

Brodovicz KG, Mcnaughton K, Uemura N, Meininger G, Girman CJ, Yale SH. Reliability and feasibility of methods to quantitatively assess peripheral edema. Clin Med Res. 2009;7(1-2):21-31.

Henschke N, Boland RA, Adams RD. Responsiveness of two methods for measuring foot and ankle volume. Foot Ankle Int. 2006;27(10):826-32.

Martin RL, Davenport TE, Paulseth S, Wukich DK, Godges JJ. Ankle stability and movement coordination impairments: ankle ligament sprains. J Orthop Sports Phys Ther. 2013;43(9):A1-40.

Rohner-spengler M, Frotzler A, Honigmann P, Babst R. Effective Treatment of Posttraumatic and Postoperative Edema in Patients with Ankle and Hindfoot Fractures: A Randomized Controlled Trial Comparing Multilayer Compression Therapy and Intermittent Impulse Compression with the Standard Treatment with Ice. J Bone Joint Surg Am. 2014;96(15):1263-1271.

Rohner-spengler M, Mannion AF, Babst R. Reliability and minimal detectable change for the figure-of-eight-20 method of, measurement of ankle edema. J Orthop Sports Phys Ther. 2007;37(4):199-205.

Petersen EJ, Irish SM, Lyons, CL, Miklaski SF, Bryan JM, Henderson NE, Masulio LN Reliability of water volumetry and the figure eight method on patients with ankle joint swelling. J Orthop Sports Phys Ther. 1999;29(10)609-615.

Hindfoot varus or valgus assessment（後足部　内反－外反評価）

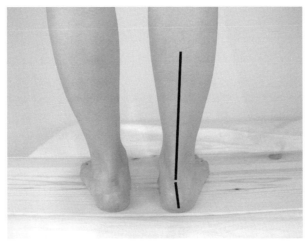

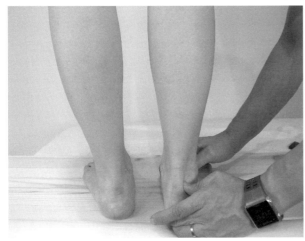
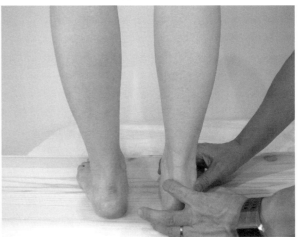

目的：後足部内反と外反変形を検査

方法：

　症例は立位とし、セラピストは後方から踵骨のアライメントを観察し、中間位、回外位、回内位かを確認する。ゴニオメータを使用する場合は脛骨軸を基本軸、踵骨を移動軸とする。

陽性：

　立位で症状がある場合は、アライメント修正すると症状が陰性となる。

ヒント：

　後足部内反および外反変形を疑う。

備考：

　• 運動学上、足の内外反とは荷重時の状態を表現する。

メモ：

参考文献：
Souza TR, Mancini MC, Araújo VL, et al. Clinical measures of hip and foot-ankle mechanics as predictors of rearfoot motion and posture. Man Ther.
2014;19(5):379-85.

Subtalar neutral in weight bearing（荷重位での距骨下関節中間位）

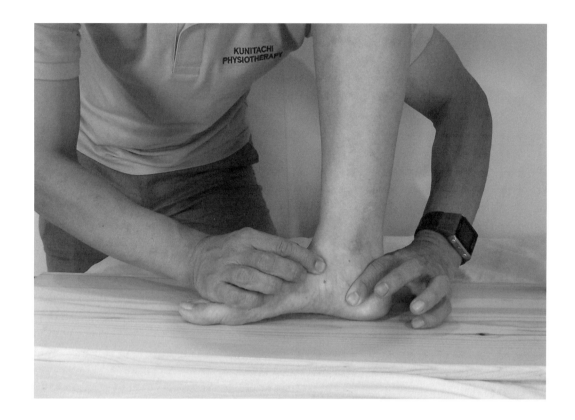

目的：距骨下関節中間位を荷重位で検査

方法：

　症例は立位となり、セラピストは母指と示指で症例の距骨頸をピンチしながら、反対側の手で踵骨を保持する。内外側へ移動するように指示し、母指と示指の感覚が一致したもしくは、なくなった位置が距骨下関節中間位と診断する。

備考：

　• 足関節の自動他動関節可動域や非荷重での距骨下関節中間位の結果と関連づける。

メモ：

参考文献：

Barton CJ, Bonanno D, Levinger P, Menz HB. Foot and ankle characteristics in patellofemoral pain syndrome: a case control and reliability study. J Orthop Sports Phys Ther. 2010;40(5):286-96.

Sell KE, Verity TM, Worrell TW, Pease BJ, Wigglesworth J. Two measurement techniques for assessing subtalar joint position: a reliability study. J Orthop Sports Phys Ther. 1994;19(3):162-7.

Picciano AM, Rowlands MS, Worrell T. Reliability of open and closed kinetic chain subtalar joint neutral positions and navicular drop test. J Orthop Sports Phys Ther. 1993;18(4):553-8.

Subtalar neutral in non-weight bearing（非荷重位での距骨下関節中間位）

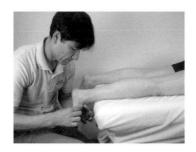

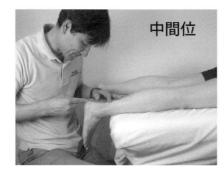中間位 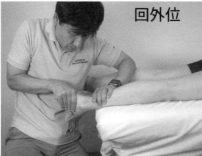回外位 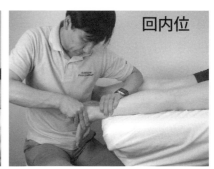回内位

目的：距骨下関節中間位を非荷重位で検査

方法：

　症例は腹臥位でベッド縁から下肢を出す。セラピストは距骨頸の内外側をピンチする。他方の手で第5中足骨をピンチし回内、回外する。距骨内外側の感覚が一致した位置を見つけ底背屈中間位にする。基本軸を下腿遠位1/3軸、移動軸を踵骨下面としゴニオメーターを距骨下関節に置き中間位を計測する。次に踵を保持して最大回内、最大回外可動域を計測する。反対側も計測して比較する。

備考：

- 回外と回内の可動域比率は2：1とされる。
- 臨床上、坐位で外果上下の陥凹が直線となる位置が中間位とする方法もある。

メモ：

<エビデンス>
健常者
検者内信頼性 0.79
検者間信頼性 0.78
整形外科症例
検者内信頼性 0.17

参考文献：

Barton CJ, Bonanno D, Levinger P, Menz HB. Foot and ankle characteristics in patellofemoral pain syndrome: a case control and reliability study. J Orthop Sports Phys Ther. 2010;40(5):286-96.

Ball KA, Afheldt MJ. Evolution of foot orthotics--part 1: coherent theory or coherent practice?. J Manipulative Physiol Ther. 2002;25(2):116-24.

Buchanan KR, Davis I. The relationship between forefoot, midfoot, and rearfoot static alignment in pain-free individuals. J Orthop Sports Phys Ther. 2005;35(9):559-66.

Picciano AM, Rowlands MS, Worrell T. Reliability of open and closed kinetic chain subtalar joint neutral positions and navicular drop test. J Orthop Sports Phys Ther. 1993;18(4):553-8.

Subtalar joint lateral glide assessment（距骨下関節外側すべり評価）

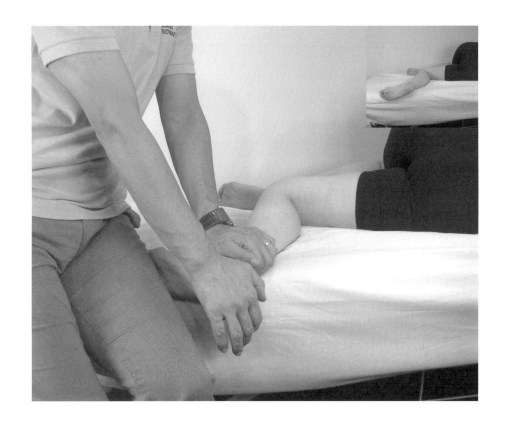

目的：距骨下関節の外方すべりのモビリティを検査

方法：

　症例は側臥位とし患側下肢を下方にし、ベッドの縁に踵骨が出るようにする。セラピストの下肢で足関節中間位にし、近位手で外果部を把持して固定しながら、遠位手で踵骨を外側へ直接すべらせる。

備考：

　• 低可動性の場合は数回繰り返すことで治療としても採用できる。

　• 側臥位での評価、治療はやや煩雑となる欠点がある。

メモ：

参考文献：

Hensley CP, Kavchak AJ. Novel use of a manual therapy technique and management of a patient with peroneal tendinopathy: a case report. Man Ther. 2012;17(1):84-8.

Mcpoil TG, Martin RL, Cornwall MW, Wukich DK, Irrgang JJ, Godges JJ. Heel pain--plantar fasciitis: clinical practice guildelines linked to the international classification of function, disability, and health from the orthopaedic section of the American Physical Therapy Association. J Orthop Sports Phys Ther. 2008;38(4):A1-A18.

Subtalar joint Medial glide assessment（距骨下関節内側すべり評価）

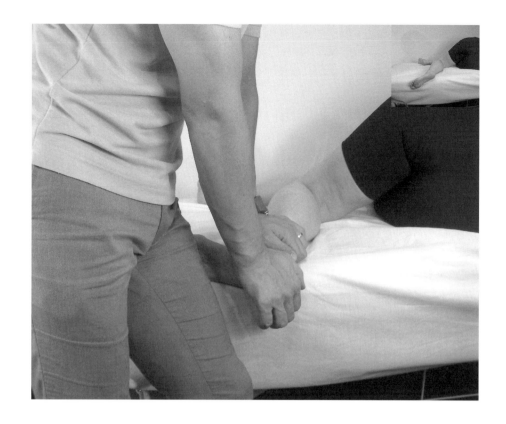

目的：距骨下関節の内方すべりのモビリティを検査

方法：

　症例は側臥位となり患側下肢を上方にしてベッドの縁に踵骨が出るようにする。

　セラピストの下肢で足関節中間位にし、近位手で内果部を把持し固定しながら、遠位手で踵骨を内側へ直接すべらせる。

備考：

　• 低可動性の場合は数回繰り返すことで治療としても採用できる。

　• 側臥位での評価、治療はやや煩雑となる欠点がある。

メモ：

参考文献：

Hertel J, Denegar CR, Monroe MM, Stokes WL. Talocrural and subtalar joint instability after lateral ankle sprain. Med Sci Sports Exerc. 1999;31(11):1501-8.

Oblique midtarsal joint axis assessment（横足根（踵立方関節）関節斜軸評価）

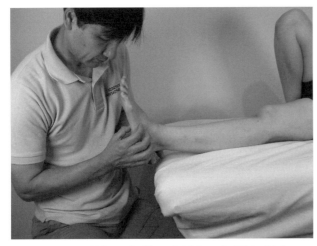 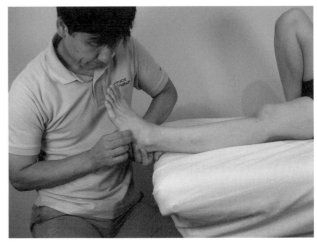

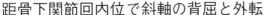

距骨下関節回内位で斜軸の背屈と外転　　　　距骨下関節回外位で斜軸の底屈と内転

目的：横足根関節斜軸のモビリティを検査

方法：

　症例は患側下肢をベッドの縁から出す。セラピストは第5中足骨近位部にある立方骨をピンチする。他方の手で踵骨を把持し距骨下関節を回外位にして横足根関節の底屈と内転、背屈と外転のモビリティを検査する。次に踵骨を回内位で同様の検査をする。

陽性：

　正常は距骨下関節回外位で低可動性、回内位で過可動性となる。しかしながら回外位で過可動性、回内位で低可動性となった場合は陽性となる。

備考：

　• 斜軸は底屈と内転（回外）、背屈と外転（回内）が同時におきる。

```
メモ：




```

参考文献：

Blackwood CB, Yuen TJ, Sangeorzan BJ, Ledoux WR. The midtarsal joint locking mechanism. Foot Ankle Int. 2005;26(12):1074-80.

Okita N, Meyers SA, Challis JH, Sharkey NA. Midtarsal joint locking: new perspectives on an old paradigm. J Orthop Res. 2014;32(1):110-5.

Forefoot inversion and eversion assessment（前足部回外、回内評価）

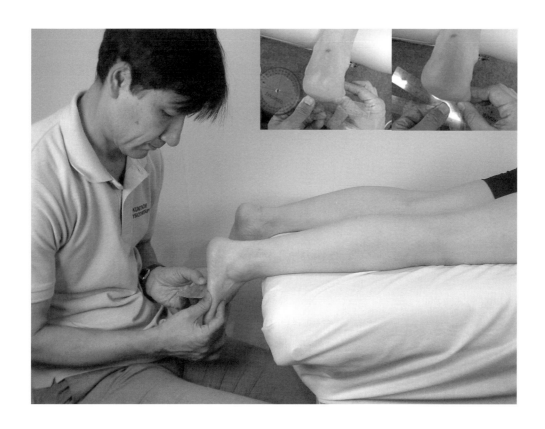

目的：前足部の回外、回内のモビリティ検査

方法：

　症例は腹臥位でベッド縁から下肢を出す。セラピストは距骨頸の内外側を前方から触診する。他手で第5中足骨を触診し、基本軸は踵骨面、移動軸は中足骨頭としゴニオメーターで計測する。回内検査は軸を内側に、回外検査は軸を外側にして計測する。

陽性：

　正常値：踵骨面と中足骨頭が一致する。

　前足部回内:中足骨頭面が外側方向へ。

　前足部回外:中足骨頭面が内側方向へ。

備考：

　• 臨床上、坐位でも簡易的に目視で計測可能である。

＜エビデンス＞
経験者
検者内信頼性 0.08-0.78
経験者
検者間信頼性 0.51-0.76

メモ：

参考文献：

Logerstedt DS, Snyder-Mackler L, Ritter RC, Axe MJ, Godges JJ. Knee stability and movement coordination impairments: knee ligament sprain. J Orthop Sports Phys Ther. 2010;40(4):A1–A37. doi:10.2519/jospt.2010.0303.

First ray mobility assessment（第1列モビリティ−評価）

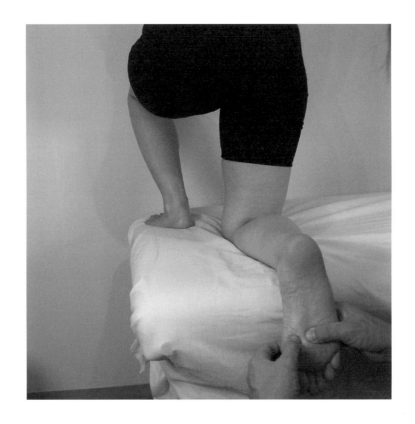

目的：1列のモビリティを検査

方法：

　症例は腹臥位もしくは片膝立て位でベッド縁から下肢を出す。セラピストの一方の手で第2から外側中手骨を固定する。他方の手の母指と示指で第1中足骨をピンチし、背屈方向に動かし第2中足骨に対する第1中足骨のモビリティを検査する。

陽性：

　終末域の緩さ、関節の緩さ（左右差）が出現する。

　低可動性：第1中足骨底面が他の中足骨の位置まで動かない。

　異常可動：第1中足骨底が母趾幅よりも大きい。

　正常値：第1中足骨底面が他の中足骨と一致する。

備考：

　• 他の肢位でも計測可能である。

　• 1列と距腿関節の運動軸は正反対であることに注意する。

　• 距腿関節は底背屈中間位にして検査をする。

メモ：

参考文献：

Greisberg J, Sperber L, Prince DE. Mobility of the first ray in various foot disorders. Foot Ankle Int. 2012;33(1):44-9.

Wong DW, Zhang M, Yu J, Leung AK. Biomechanics of first ray hypermobility: An investigation on joint force during walking using finite element analysis. Med Eng Phys. 2014;Apr 9. pii: S1350-4533(14)00070-8.

Navicular drop test（ナビキュラードロップテスト）

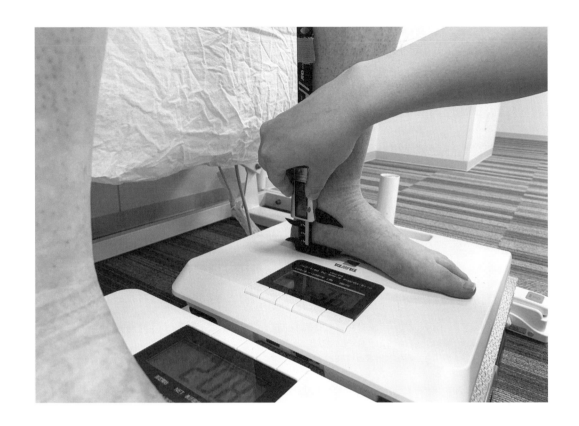

目的：足内側縦アーチを検査
方法：

　症例は距骨下関節中間位に保持する。セラピストは舟状骨結節をペンでマークしておく。脛骨粗面、距骨頚、母趾が正面を向いていることを確認してから床から舟状骨結節までの高さを計測する。次に症例は安静立位をとり、再び舟状骨高を計測し、その差を計算する。

陽性：

　6~9mmは正常値（Losdonら1996）

　10mm以上（Body1982）は扁平足。

ヒント：

　扁平足損傷を疑う。

<エビデンス>
検者内信頼性 0.78-0.83
検者間信頼性 0.73-0.83
モデイファイND：
座位（中間位）足部荷重10%
　検者内信頼性 0.78-0.88
　検者内信頼性 0.86

備考：

- オリジナルのテストは簡易的に立位で非荷重と荷重で比較している。
- 論文上、座位と立位の差を計測している報告が多い。
- 端座位で片側足部荷重量を体重の10%にするとより正確に計測可能である。

参考文献：
Brody D M: Techniques in the evaluation and treatment of the injured runner, Orthop Clin North Am, 13 (3), 541-558, 1982.
Loudon J K, Jenkins W, Loudon K L: The relationship between static posture and ACL injury in female athletes, J Orthop Sports Phys Ther, 24 (2), 91-97, 1996.
Mueller M J, Host J V, Norton B J: Navicular drop as a composite measure of excessive pronation, J Am Podiatr Med Assoc, 83 (4), 198-202, 1993.
Sell K E, Verity T M, Worrell T W, et al.: Two measurement techniques for assessing subtalar joint position: a reliability study, J Orthop Sports Phys Ther, 19 (3), 162-167, 1994.
城下貴司, 福林徹, 内側縦アーチの信頼性の検討. 日本臨床スポーツ医学会誌, 2013. 21(3): p. 709-715.

Arch height ratio（アーチ ハイト レイシオ）

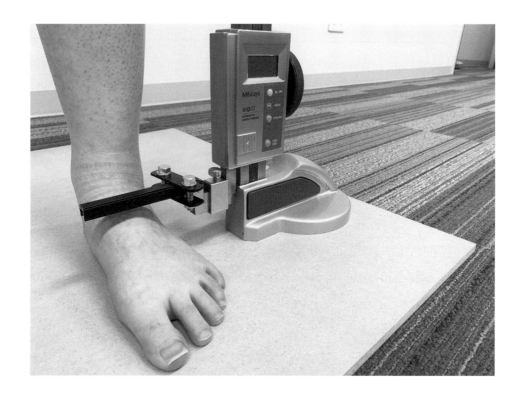

目的：足内側縦アーチを検査

方法：

　症例は安静立位とし、足関節は中間位とする。踵からつま先までの足長を計測し、足長の中央部にマークする。その足背部高を計測する（dorsal arch height:DAL）。踵からボールジョイントまでの長さ（truncated foot length:TFL）を計測する。最後にTFLに対するDALの高さを算出する。

備考：

- 計測肢位が安静立位の足関節中間位と定義しているが、研究者によって計測足を前方に踏み出した肢位（足関節底屈位）にしたり外転位（足関節回内位）で計測するなど計測方法が統一されていない、いずれか統一した方法で計測することを推奨する。

- 体重の10％と90％が信頼性と妥当性が高いとされている。

> ＜エビデンス＞
> 検者内信頼性 0.98
> 検者間信頼性 0.98

メモ：

参考文献：

Williams, D.S. and I.S. McClay, Measurements used to characterize the foot and the medial longitudinal arch: reliability and validity. Phys Ther, 2000. 80(9): p. 864-871.

Carcia CR, Martin RL, Houck J, Wukich DK. Achilles pain, stiffness, and muscle power deficits: achilles tendinitis. J Orthop Sports Phys Ther. 2010;40(9):A1-26.

Mcpoil TG, Cornwall MW, Vicenzino B, et al. Effect of using truncated versus total foot length to calculate the arch height ratio. Foot. 2008;18(4):220-7.

Feiss Line test（ファイス ライン テスト）

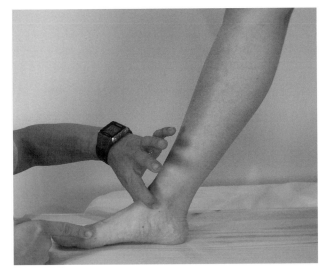 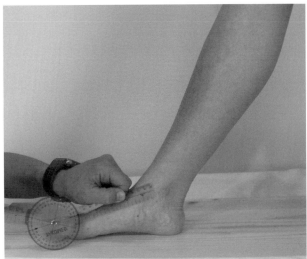

目的：足内側縦アーチを検査

方法：

　セラピストは内果と第1中足骨をマークし、その2点にラインを引く。

　そのラインと舟状骨結節の位置を計測する。

　次に立位となり舟状骨結節の位置を確認する。

陽性：

　舟状骨結節がラインの下に位置する。

ヒント：

　立位で陽性は機能的な扁平足障害を疑う。

<エビデンス>
　検者内信頼性 0.94
　検者間信頼性 0.91

メモ：

参考文献：

Cashmere TB, Smith RM, Hunt AM. Medial longitudinal arch of the foot:Stationary versus walking measures. Foot Ankle Int. 1999;20(2):112-118.

Gilmour JC ,Burns Y. The measurement of the medial longitudinal arch in Children .Foot Ankle Int.2001;22(6):493-498.

Holmes C, Wilcox D, Fletcher J. Effect of a modified , low-dye medial Longitudinal arch taping procedure on the subtler joint neutral Position before and after light exercise. J Orthop Sports Phys Ther.2002;32(5):194-201.

Komeda T, Tanaka Y, Takakura Y, Fujii T, Samoto N, Tamai S. Evaluation.Of the longitudinal arch of the foot with hallux valgus using a newly developed two-dimensional coordinate system. J Orthop Sci.2001;6(2):110-118.

Spörndly-Nees S, Dásberg B, Nielsen RO, Boesen Ml, Langberg H. The navicular position test- a reliable measure of the navicular bone position during rest and loading. Ins J Sports Phys Ther.2011;6(3):199-205.

Yakut Y, Otman S, Livanelioglu A, Uygur F. Evaluation of the foot arches in ballet dancers. J Dance Med Sci.1997;1(4):139-142.

第5章
Peripheral nerve
Special Test
（末梢神経損傷診断テスト）

Lasegu test（ラセーグテスト）

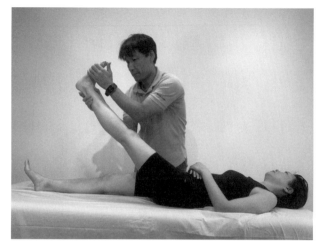
Bragard sign

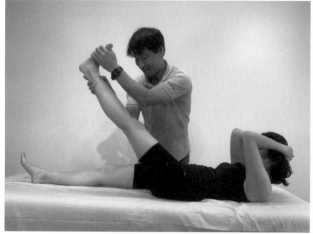
Neri sign

目的：硬膜や末梢神経感作と可動性を検査

方法：

　症例は背臥位とし、セラピストは他動的にSLRをする、抵抗感を感じたところで止め、約5度戻す。その角度で背屈し症状を確認する。さらに頚部屈曲を指示して症状を再度確認する。

陽性：

　症状が再現、抵抗感を感じ可動域制限が出現する。足関節背屈で症状の再現はBragard sign（ブラカード徴候）、頚部屈曲で症状の再現はNeri Sign（ネリー徴候）という。

ヒント：

　硬膜や末梢神経感作と低可動性を疑う。

備考：

• 陰性の場合は大腿後面軟部組織のスティフネス由来、70度以上での症状出現は腰椎や仙腸関節由来、仙腸関節由来の場合はさらに仙腸関節のテストで鑑別する。

メモ：

＜エビデンス＞
信頼性 0.91
感度　　0.91
特異度 0.26
陽性尤度比 NA
陰性尤度比 NA

参考文献：

Klaus Buckup, M., Clinical Tests for the Musculoskeltetal System, ed. t. Edition2012, Stuttgart・New York・Delh・Rio Janeiro: Thieme.p46—7.

Deville WL van der Windt DA, Dzaferagic A, Bezemer PD, Bouter LM. The test of Lasegue: systematic review of the accuracy in diagnosing herniated discs. Spine (Phila Pa 1976).2000;25(9):1140-1147.

Gabbe BJ, Bennell KL, Wajswelner H, Finch CF. Reliability of common lower extremity musculoskeletal screening tests. Phys Ther Sport 2004;5(2):90-97.

Majlesi J, Togay H, Unalan H, Toprak S. The sensitivity and specificity of the Slump and the Straight Leg Raising tests in patients with lumbar disc herniation. J Clin Rheumatol. 2008; 14(2):87-91.

Slump test（スランプテスト）

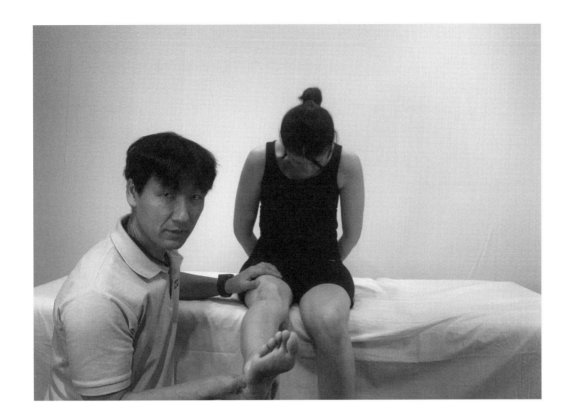

目的：硬膜および坐骨神経感作と可動性を検査

方法：

　症例は端座位とし両手を後ろに組む。セラピストは胸椎腰椎を屈曲しスランプ姿勢を強調し頸部屈曲させる、そして膝伸展してから足関節背屈する、必要ならば股関節内転してもよい。

陽性：

　症状が再現（放散痛込み）、抵抗感を感じ可動域制限が出現する。頸椎を伸展で症状が軽減する。

ヒント：

　硬膜および坐骨神経感作と低可動性を疑う。

備考：

- 症状によって運動パターンを変えてもよい。
　　例）足関節背屈、膝伸展→股関節内旋
- ラセーグテスト等と関連して統合する。

＜エビデンス＞
検者間信頼性 κ =0.92
感度　　0.84
特異度 0.83
陽性尤度比 NA
陰性尤度比 NA

メモ：

参考文献：

Majlesi, J., Togay, H., Unalan, H., & Toprak, S. (2008). The sensitivity and specificity of the Slump and the Straight Leg Raising tests in patients with lumbar disc herniation. Journal of clinical rheumatology: practical reports on rheumatic & musculoskeletal diseases, 14(2), 87–91. doi:10.1097/RHU.0b013e31816b2f99.

Van der Windt, D. A., Simons, E., Riphagen, I. I., Ammendolia, C., Verhagen, A. P., Laslett, M., Devillé, W., et al. (2010). Physical examination for lumbar radiculopathy due to disc herniation in patients with low-back pain. Cochrane database of systematic reviews (Online), (2), CD007431. doi:10.1002/14651858.CD007431.pub2

Passive straight leg raise test（他動的SLRテスト）

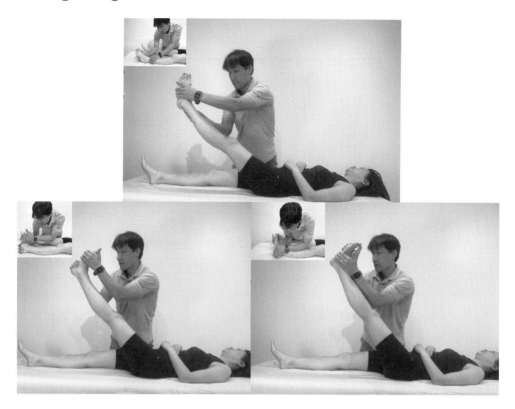

目的：末梢神経感作と可動性を検査

方法：

　症例は背臥位とし、セラピストは足関節底屈位でSLRを行う。次いで①底屈回外、②背屈回外、③背屈回内でそれぞれSLRをする。

陽性：

　症状が再現、抵抗感を感じ可動域制限が出現する。

ヒント：

　①腓骨神経、②腓腹神経、③脛骨神経感作を疑う。

備考：

- 足関節底屈位でSLRで大腿部後面の症状は非神経学的原因を考える。
- 大腿後面スティフネスと鑑別するためにラセーズ徴候等を確認する。
- 椎間板ヘルニアとの鑑別をする。

　　→筋力、感覚、反射検査等の神経学的検査をする。

> ＜エビデンス＞
> 検者間信頼性 κ =0.32-0.86

参考文献：

Vroomen et al . Consistency of history taking and physical examination in patients with suspected lumbar nerve root involvement. Spine. 2000;25:91-97.

Rose M.The statistical analysis of the intra-observer repeatability of four clinical measurement rechniques. Physiotherapy. 1991;77:89-91

Viikari-Juntura E,et al .Standardized physical examination protocol for low back disorders:feasibility of use and validity of symptoms and signs. J Clin Epidemiol. 1998; 51:245-255.

Kerr, R. S., Cadoux-Hudson, T. A., & Adams, C. B. (1988). The value of accurate clinical assessment in the surgical management of the lumbar disc protrusion. Journal of neurology, neurosurgery, and psychiatry, 51(2), 169–173.

Majlesi, J., Togay, H., Unalan, H., & Toprak, S. (2008). The sensitivity and specificity of the Slump and the Straight Leg Raising tests in patients with lumbar disc herniation. Journal of clinical rheumatology: practical reports on rheumatic & musculoskeletal diseases, 14(2), 87–91. doi:10.1097/RHU.0b013e31816b2f99

van der Windt, D. A., Simons, E., Riphagen, I. I., Ammendolia, C., Verhagen, A. P., Laslett, M., Devillé, W., et al. (2010). Physical examination for lumbar radiculopathy due to disc herniation in patients with low-back pain. Cochrane database of systematic reviews (Online), (2), CD007431. doi:10.1002/14651858.CD007431.pub2

Vroomen, P. C. A. J., de Krom, M. C. T. F. M., Wilmink, J. T., Kester, A. D. M., & Knottnerus, J. A. (2002). Diagnostic value of history and physical examination in patients suspected of lumbosacral nerve root compression. Journal of neurology, neurosurgery, and psychiatry, 72(5), 630–634.

Piriformis assessment（梨状筋評価）

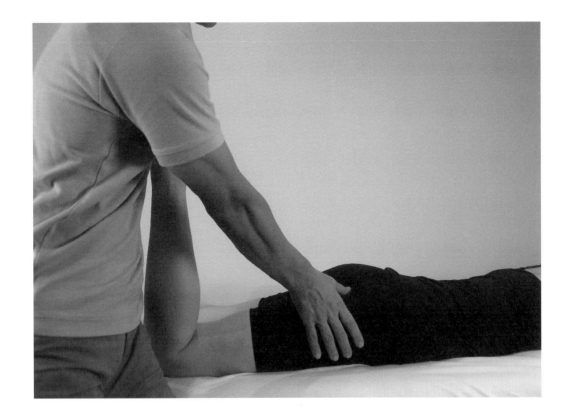

目的：梨状筋筋緊張を検査

方法：

　症例は腹臥位とし、セラピストはPSIS（上後腸骨棘）と大転子をランドマークに梨状筋を確認する。表層の殿筋群から深部へ圧迫触診する

陽性：

　症状の再現や梨状筋の過緊張を触知できる。

ヒント：

　梨状筋やその周囲のスティフネスを疑う。

メモ：

参考文献：

Delitto, A., George, S. Z., Van Dillen, L. R., Whitman, J. M., Sowa, G., Shekelle, P., Denninger, T. R., et al. (2012). Low back pain. The Journal of orthopaedic and sports physical therapy, 42(4), A1–57. doi:10.2519/jospt.2012.0301

Hopayian, K., Song, F., Riera, R., & Sambandan, S. (2010). The clinical features of the piriformis syndrome: a systematic review. European spine journal: official publication of the European Spine Society, the European Spinal Deformity Society, and the European Section of the Cervical Spine Research Society, 19(12), 2095–2109. doi:10.1007/s00586-010-1504-9

Boyajian-O'Neill, L. A., McClain, R. L., Coleman, M. K., & Thomas, P. P. (2008). Diagnosis and management of piriformis syndrome: an osteopathic approach. The Journal of the American Osteopathic Association, 108(11), 657–664.

Yoshimoto, M., Kawaguchi, S., Takebayashi, T., Isogai, S., Kurata, Y., Nonaka, S., Oki, G., et al. (2009). Diagnostic features of sciatica without lumbar nerve root compression. Journal of spinal disorders & techniques, 22(5), 328–333. doi:10.1097/BSD.0b013e31817dc46d

Flexion adduction internal rotation : FAIR test（フェアテスト）

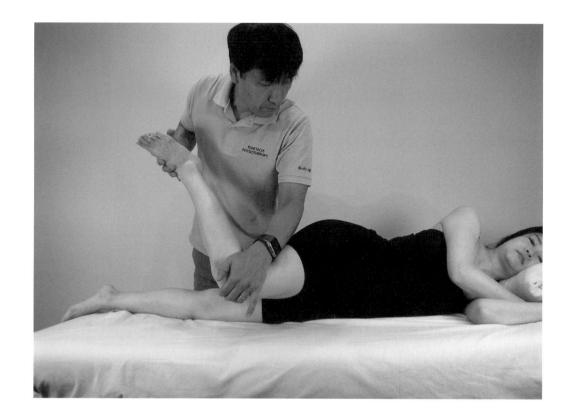

目的：梨状筋症候群を検査

方法：

　症例は側臥位とし、セラピストは膝関節を屈曲させながら、股関節は60度まで屈曲し内旋させる。

陽性：

　殿部に症状が再現する。

ヒント：

　梨状筋症候群を疑う。

備考：

- Freiberg test（フライバーグテスト）ともいわれている。
- 股関節のインピンジメントテスト（フィーダーテストまたはファーダーテスト）は背臥位で行う。

メモ：

参考文献：

Broadhurst NA, Simmons DN, Bond MJ. Piriformis syndrome: Correlation of muscle morphology with symptoms and signs. Arch. Phys. Med. Rehabil. 2004;85:2036–2039.

Fishman LM, Dombi GW, Michaelsen C, et al. Piriformis syndrome: diagnosis, treatment, and outcome--a 10-year study. Arch. Phys. Med. Rehabil. 2002;83:295–301.

Kean Chen C, Nizar AJ. Prevalence of piriformis syndrome in chronic low back pain patients. A clinical diagnosis with modified FAIR test. Pain Pract. 2013;13:276–81.

Interdigital neuroma (Squeeze) test (インナディジタルニューローマテスト)

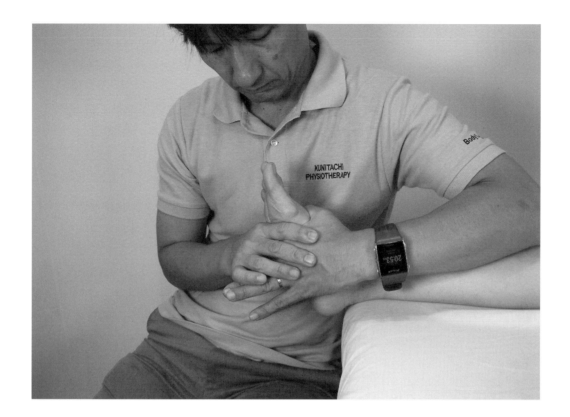

目的：モートン病を検査

方法：

　症例は座位とし、セラピストは中足骨遠位部を両側からスクイーズする。

陽性：

　2、3趾間もしくは3、4趾間で症状が再現する。

ヒント：

　モートン病を疑う。

備考：

　• 神経腫部位の触診も併せて評価する。

　• スクイーズテストともいう。

メモ：

参考文献：

Coughlin MJ, Pinsonneault T. Operative treatment of interdigital neuroma. A long-term follow-up study. J Bone Joint Surg Am.2001;83(9):1321-1328.

Giannini S, Bacchini P, Ceccarelli F, Vannini F. Interdigital neuroma: clinical examination and histopathologic results in 63 cases treated with excision. Foot Ankle Int.2004;25(2):79-84.

Stamatis ED, Karabalis C. Interdigital neuromas: current state of art-surgical. Foot Ankle Clin.2004;9(2):287-296.

Wu K. Morton neuroma and metatarsalgia. Curr Opin Rheumatol. 2000;12(2):131-142.

Prone knee bend test（プロンニーベンドテスト）
Femoral nerve stretch test（大腿神経伸張テスト）

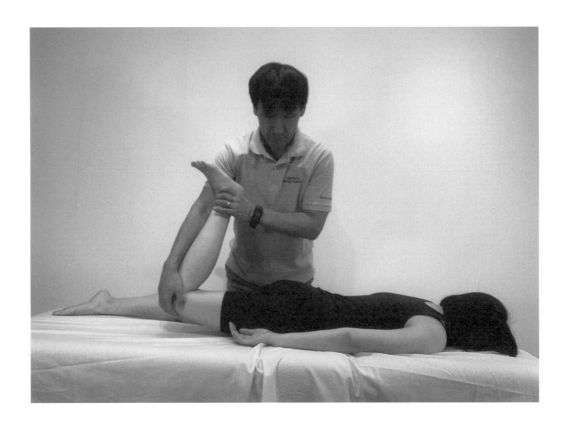

目的：大腿神経感作や可動性を検査

方法：

　症例は腹臥位とし、セラピストは症例の膝屈曲、股関節伸展する。必要ならば、股関節
　内転位にする。

陽性：

　症状が再現、抵抗感を感じ可動域制限が出現する。

ヒント：

　大腿神経感作や低可動性を疑う。

備考：

　• 大腿四頭筋のこわばりとの鑑別が必要となる。

　• 立位で、患側下肢下に椅子を置き膝支持でも検査可能である。

　• Femoral slump test（大腿スランプテスト）でも検査可能である。

　• Reversed Lasegu test（リバースラセーグテスト）とも言う。

メモ：

参考文献：

Porchet, F., Fankhauser, H., & de Tribolet, N. (1994). Extreme lateral lumbar disc herniation: clinical presentation in 178 patients. Acta neurochirurgica, 127(3-4), 203–209.

第 6 章
Functional test
（機能的テスト）

Single limb balance (シングルリンブバランス)

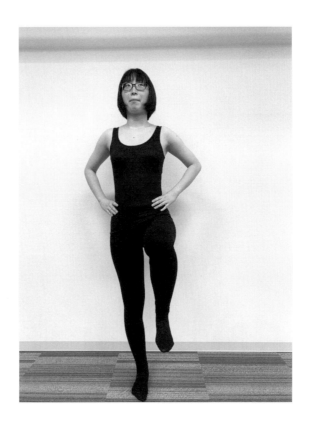

目的：バランス障害を検査

方法：

　症例は両手を腸骨稜もしくは反対側の肩におき、非計測足を股関節90度屈曲し片脚立位で、開眼で1分間、閉眼で1分間、姿勢を保持する。セラピストは反対側の下肢が床につかないかを観察する、最大60秒間保持できるか計測する。反対側も同様に計測する。

陽性：

　60秒以下。

ヒント：

　バランス障害を疑う。

備考：

　• 足内反捻挫の治療にも採用される。

メモ：

参考文献：

Doherty C, Bleakley C, Hertel J, Caulfield B, Ryan J, Delahunt E. Balance failure in single limb stance due to ankle sprain injury: an analysis of center of pressure using the fractal dimension method. Gait Posture. 2014;40(1):172-6.

Doherty C, Bleakley C, Hertel J, Caulfield B, Ryan J, Delahunt E. Postural control strategies during single limb stance following acute lateral ankle sprain. Clin Biomech. 2014;29(6):643-9.

Martin RL, Davenport TE, Paulseth S, Wukich DK, Godges JJ. Ankle stability and movement coordination impairments: ankle ligament sprains. J Orthop Sports Phys Ther. 2013;43(9):A1-40.

Mattacola CG, Dwyer MK. Rehabilitation of the Ankle After Acute Sprain or Chronic Instability. J Athl Train. 2002;37(4):413-429.

An intrinsic foot musculature test（IFMテスト）

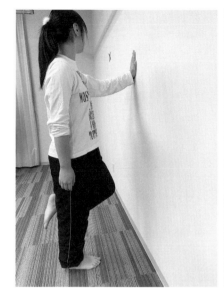 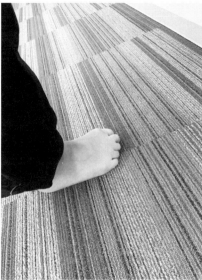 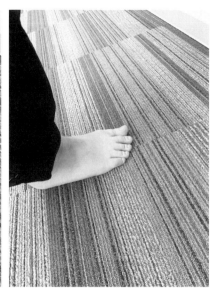

Poor!　　　　　　　　Good!

目的：足趾機能からバランス障害を検査

方法：

症例は片脚立位バランスを30秒間保持する。必要ならば壁に触るなど上肢を使用しても良い。セラピストは足趾を観察する。

陽性：

（3）Good　絶えずDIP関節伸展保持が可能である。

（2）Fair　まれにDIP関節屈曲となる。

（1）Poor　頻繁にDIP屈曲をとる。

> ＜エビデンス＞
> 検者間信頼性 κ =0.55

ヒント：

足内在筋機能障害を疑う。

備考：

• 足内在筋を正確に計測するゴールドスタンダードな方法はないとされている。

メモ：

参考文献：

Jam, B., Evaluation and Retraining of the Intrinsic Foot Muscles for Pain Syndromes Related to Abnormal Control of Pronation Advanceed Physical Therapy Education Institute, 2006. http://www.aptei.com/articles/pdf/InsrinsicMuscles.pdf. Accessed January(22).

1.Mulligan, E.P. and P.G. Cook, Effect of plantar intrinsic muscle training on medial longitudinal arch morphology and dynamic function. Man Ther, 2013. 18(5): p. 425-30.

Balance error scoring system test : BESS
（バランスエラースコアリングシステムテスト）

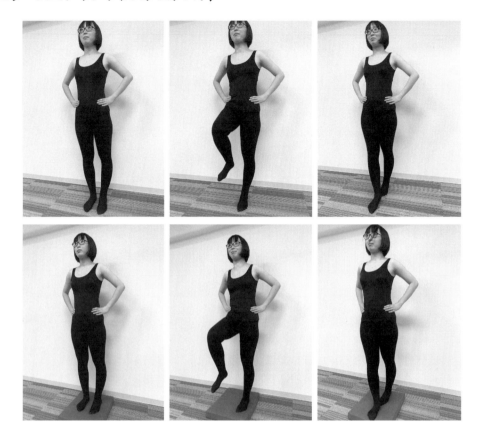

目的：バランス機能を検査

方法：

　症例は腸骨稜に手を置く。頭部は中間位、開眼する。

　以下の6つの肢位を各々20秒間計測する。反対側と比較する。かたい床上で①両脚立位②片脚立位③タンデム肢位、バランスマット上で④両脚立位⑤片脚立位⑥タンデム肢位

　＜セラピストは以下のエラーの回数を数える＞

　• 目を開ける、スッテッピングやよろめき、腰から手を離す
　　つま先や踵が浮く、5秒以上テスト肢位からの逸脱
　　BESSスコアー平均値：
　　20から54歳：11から13エラー／55から69歳：15から21エラー

ヒント：

　バランス障害を疑う。

＜エビデンス＞
検者内信頼性 0.50-0.98
検者間信頼性 0.44-0.83

メモ：

参考文献：

Martin RL, Davenport TE, Paulseth S, Wukich DK, Godges JJ. Ankle stability and movement coordination impairments: ankle ligament sprains. J Orthop Sports Phys Ther. 2013;43(9):A1-40.

Weirich G, Bemben DA, Bemben MG. Predictors of balance in young, middle-aged, and late middle-aged women. J Geriatr Phys Ther. 2010;33(3):110-7.

Star excursion balance test and exercise : Y-Balance test
（スターエクスカーションバランステストとエクサアサズ：Yバランステスト）

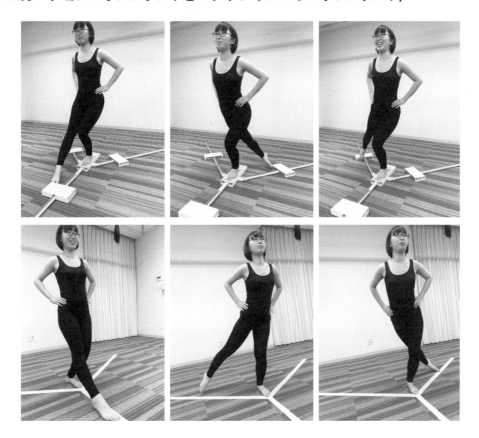

目的：バランス障害や傷害リスクの検査

方法：

　予め逆Y字にテープを貼っておく。症例は母趾を正面に位置させ、前方、後内方、後外方にそれぞれつま先でタッピングする。計測準備は健側から行ってから患側をする。健側と患側との値を比較する。

陽性：

　前方での4cmの差は下肢傷害のリスク（高校バスケットボール）がある。

　後内方の左右差は慢性足関節不安定症の予測率が高い。

ヒント：

　バランス障害を疑う。

備考：

　• 下肢のY-バランステストともいう。

　• 専用の機材を使用してもよい。

メモ：

参考文献：

Baltich J, Whittaker J, Nigg B, Emery C. A preliminary analysis of the impact of previous knee injury on measures of balance and their implications for secondary prevention. Br J Sports Med. 2014;48(7):564-5.

Deep squat（ディープスクワット）

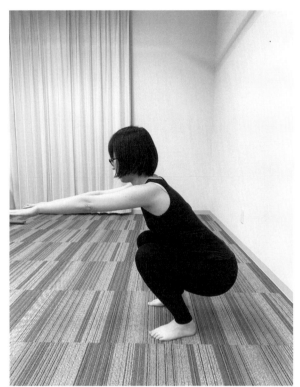 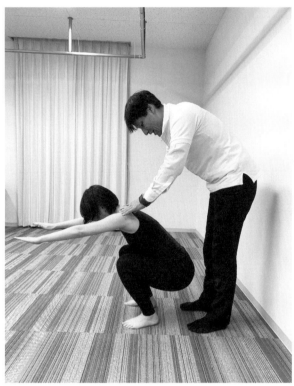

目的：全般的な下肢機能を検査

方法：

　症例はまず立位とし、セラピストは症状があるようなら訴えるように伝えておき、できるだけ深くスクワットするように指示する。必要ならば、屈曲から伸展相の切り替え時にオーバープレッシャーを肩からかけてもよい。

陽性：

　症状が再現する。

ヒント：

　全般的な下肢傷害を疑う。

備考：

　• 痛みだけでなく、可動域やスクワットフォームも観察する。

メモ：

参考文献：

Kivlan, B. R., & Martin, R. L. (2012). Functional performance testing of the hip in athletes: a systematic review for reliability and validity. International journal of sports physical therapy, 7(4), 402–412.

Cliborne, A. V., Wainner, R. S., Rhon, D. I., Judd, C. D., Fee, T. T., Matekel, R. L., & Whitman, J. M. (2004). Clinical hip tests and a functional squat test in patients with knee osteoarthritis: reliability, prevalence of positive test findings, and short-term response to hip mobilization. The Journal of orthopaedic and sports physical therapy, 34(11), 676–685.

Dorsiflexion lunge test（背屈ランジテスト）

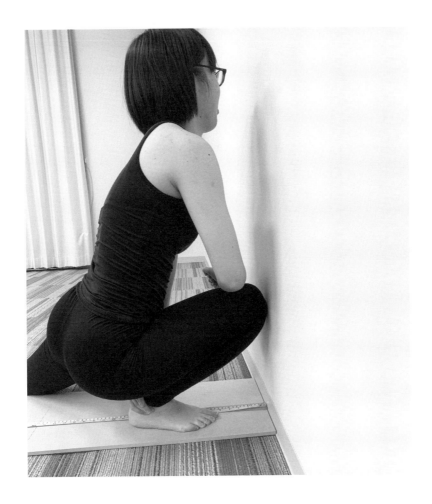

目的：主に足関節の機能的可動域を検査

方法：

　症例は壁の前に位置し患側を一歩前に出す。セラピストはランジ動作するように指示し、踵部が地面から離れないで、膝が壁につくかを観察しながら、壁からつま先までの距離を計測する。反対側も行い比較する。

陽性：

　左右差が明らかにある。

ヒント：

　足関節の背屈可動域制限を疑う。

備考：

　• 立位で計測する場合もある。

メモ：

参考文献：

Vohralik SL, Bowen AR, Burns J, Hiller CE, Nightingale EJ. Reliability and Validity of a Smartphone App to Measure Joint Range. Am J Phys Med Rehabil. 2014 Oct 8. Epub ahead of print

Cejudo A, Sainz de baranda P, Ayala F, Santonja F. A simplified version of the weight-bearing ankle lunge test: description and test-retest reliability. Man Ther. 2014;19(4):355-9.

Side hop times（サイドホップタイムズ）

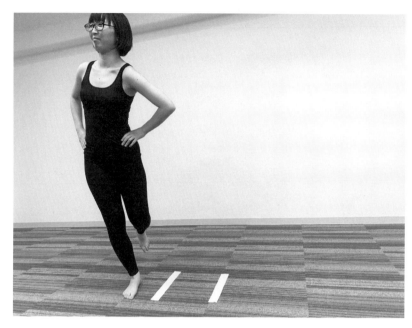
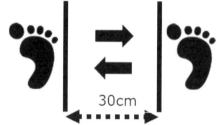

目的：主に下肢機能を検査

方法：

予め30cm離して２つのテープを貼っておく。症例はテープの横に立つ。患側下肢でできるだけ速く、10回側方へサイドホップを繰り返す。カウントはスタート位置に戻って1回とする。計測は3回練習後、3回計測し、その平均値を記録する。反対側の下肢を床についたり、30cm幅を越えることができない場合は棄権となる。反対側も計測し比較する。

> ＜エビデンス＞
> 検者内信頼性 0.84

備考：

- 以下のバランス機能テストとも統合して解釈する。

  Balance error scoring test、Lateral hop test for distance Hopping course、Square hop、Figure-of-Eight、6-m Crossover hop Lateral hop for distance、Star Excursion Balance Test

メモ：

参考文献：

Caffrey E, Docherty CL, Schrader J, Klossner J. The ability of 4 single-limb hopping tests to detect functional performance deficits in individuals with functional ankle instability. J Orthop Sports Phys Ther. 2009;39(11):799-806.

Martin RL, Davenport TE, Paulseth S, Wukich DK, Godges JJ. Ankle stability and movement coordination impairments: ankle ligament sprains. J Orthop Sports Phys Ther. 2013;43(9):A1-40.

Lateral hop for distance（ラテラルホップフォディスタンス）

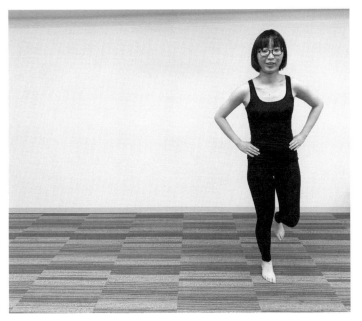 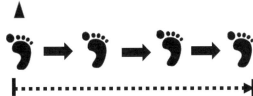

目的：主に下肢機能を検査

方法：

　症例は患側で片脚立位をとり、3回連続してできるだけ遠くに側方にホップをする。

　その側方移動距離を記録する。反対側も計測し比較する。

陽性：

　反対側と比較して80%程度となる。

備考：

　• 以下のバランス機能テストとも統合して解釈する。

　　Balance error scoring test、Hopping course、Square hop、Side hop、Figure-of-Eight、6-m Crossover hop、Star Excursion Balance Test

メモ：

参考文献：

Caffrey E, Docherty CL, Schrader J, Klossner J. The ability of 4 single-limb hopping tests to detect functional performance deficits in individuals with functional ankle instability. J Orthop Sports Phys Ther. 2009;39(11):799-806.

Martin RL, Davenport TE, Paulseth S, Wukich DK, Godges JJ. Ankle stability and movement coordination impairments: ankle ligament sprains. J Orthop Sports Phys Ther. 2013;43(9):A1-40.

Figure-of-eight（フィギアエイト）

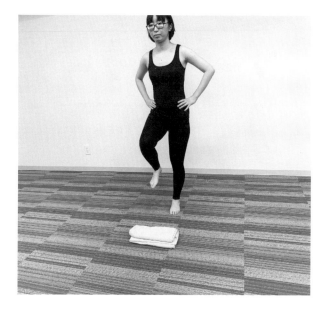

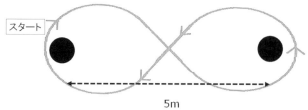

5m

目的：主に下肢機能を検査

方法：

　予め2つのコーンを5m離しておく。症例は8の字を描くように片脚でポッピングで2周する。計測は3回行い、その最大値を記録する。反対側も計測し比較する。

備考：

- 以下のバランス機能テストとも統合して解釈する。

　Side hop、Lateral hop for distance

　Square hop、6-m Crossover hop

　Hopping course、Balance error scoring test

　Star Excursion Balance Test

```
＜エビデンス＞
信頼性 0.95
感度　　NA
特異度 NA
陽性尤度比 NA
陰性尤度比 NA
```

メモ：

参考文献：

Caffrey E, Docherty CL, Schrader J, Klossner J. The ability of 4 single-limb hopping tests to detect functional performance deficits in individuals with functional ankle instability. J Orthop Sports Phys Ther. 2009;39(11):799-806.

Martin RL, Davenport TE, Paulseth S, Wukich DK, Godges JJ. Ankle stability and movement coordination impairments: ankle ligament sprains. J Orthop Sports Phys Ther. 2013;43(9):A1-40.

Square hop（スクエアーホップ）

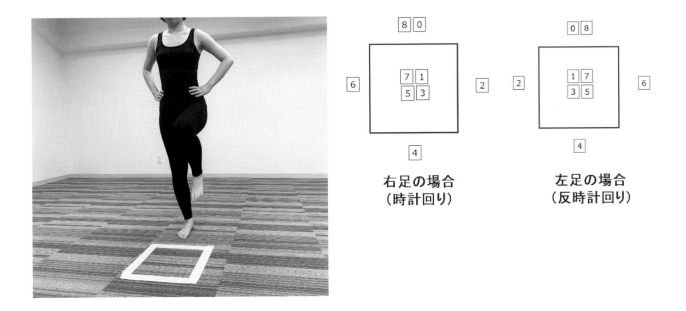

右足の場合
（時計回り）

左足の場合
（反時計回り）

目的：主に下肢機能を検査

方法：

予め40cm×40cmの正方形のラインを貼る。まず症例は、その外側に立ち、中心に飛び込み、それぞれの4辺をポップする。合計8ポップして開始位置に戻る。計測は3回練習後、3回行い、その平均値を記録する。右足の場合は時計回り（右回り）、左足の場合は反時計回り（左回り）をする。ラインを完全に超えることができない場合はやり直し、反対側の下肢が地面についた場合は棄権となる。

備考：

- 他のバランステストとも統合して解釈する。

Balance error scoring test、Lateral hop test for distance, Hopping course、Figure-of-Eight、Side hop 6-m Crossover hop、Lateral hop for distance Star Excursion Balance Test

＜エビデンス＞
信頼性 0.90

メモ：

参考文献：

Caffrey E, Docherty CL, Schrader J, Klossner J. The ability of 4 single-limb hopping tests to detect functional performance deficits in individuals with functional ankle instability. J Orthop Sports Phys Ther. 2009;39(11):799-806.

Martin RL, Davenport TE, Paulseth S, Wukich DK, Godges JJ. Ankle stability and movement coordination impairments: ankle ligament sprains. J Orthop Sports Phys Ther. 2013;43(9):A1-40.

6m Crossover Hop（6メータークロスホップ）

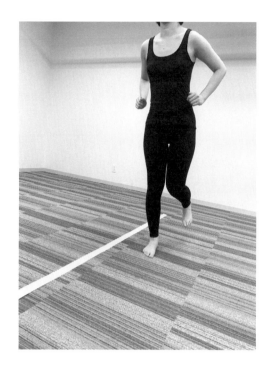
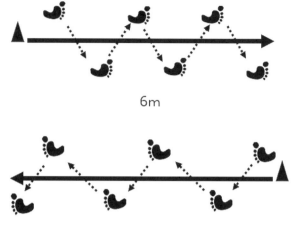

6m

目的：主に下肢機能を検査

方法：

予め15cm離して6m長の2つのテープを貼る。まず症例は健側から左右に6mホッピングする。次に患側で6mポッピングして元の位置に戻る。（外側ホッピングから開始する）計測は3回練習し3回おこなう。

陽性：

反対側比較して1秒以上の違いがある。

備考：

<エビデンス>
信頼性 0.96

• 以下のバランス機能テストとも統合して解釈する。

Balance error scoring test、Lateral hop test for distance, Hopping course、Square hop、Figure-of-Eight、Side hop, Lateral hop for distance、Star Excursion Balance Test

メモ：

参考文献：

Caffrey E, Docherty CL, Schrader J, Klossner J. The ability of 4 single-limb hopping tests to detect functional performance deficits in individuals with functional ankle instability. J Orthop Sports Phys Ther. 2009;39(11):799-806.

Martin RL, Davenport TE, Paulseth S, Wukich DK, Godges JJ. Ankle stability and movement coordination impairments: ankle ligament sprains. J Orthop Sports Phys Ther. 2013;43(9):A1-40.

Hopping course（ホッピングコース）

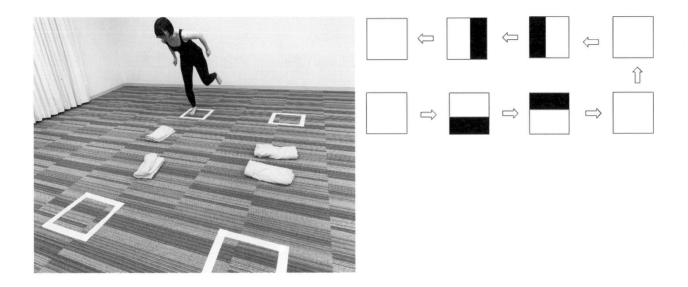

目的：主に下肢機能を検査

方法：

予め4×2の8つの13インチ四方の正方形を以下のように置く。

- 各列端の4つの正方形は水平
- 1列目中央2つは15度側方傾斜
- 2列目中央2つは前方と後方に各々15度傾斜

＜エビデンス＞
不安定症のテスト前後
信頼性 0.93
健常者のテスト前後
信頼性 0.97

セラピストは1列目から2列目にかけてできるだけ早く移動するように指示する。計測は3回練習を行い5回計測する。その平均値が記録される。反対側も同様に計測する。

備考：

- 以下のバランス機能テストとも統合して解釈する。

  Lateral hop test for distance、Figure-of-Eight, Side hop、6-m Crossover hop、Lateral hop for distance、Star Excursion Balance Test

メモ：

参考文献：

Martin RL, Davenport TE, Paulseth S, Wukich DK, Godges JJ. Ankle stability and movement coordination impairments: ankle ligament sprains. J Orthop Sports Phys Ther. 2013;43(9):A1-40.

Single limb hop for distance and exercise
（シングルリンブホップフォーデイスタンスアンドエクササイズ）

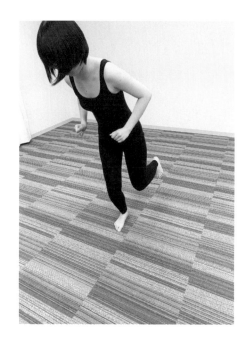

Don't move!

目的：膝靱帯損傷や下肢協調運動障害に対してファンクショナルパフォーマンスを検査
方法：
　症例は検査前に健側で2回練習をする。セラピストは、なるべく遠くにジャンプするように指示するが、2秒以上の着地姿勢を保持する必要があることを伝える。計測は健側から行い、2回練習をしてから2回計測する。2秒以上着地姿勢を保持できない場合は、さらに繰り返す。
陽性：
　スポーツ復帰のためには、健側の90％以上が推奨される。
備考：
- ファンクショナルパフォーマンステストは4つ種類がある。
- 仮に手術をして1年以内の場合は装具を装着して行う。

＜エビデンス＞
　信頼性 0.92（健常者）
　感度　　NA
　特異度 NA
　陽性尤度比 NA
　陰性尤度比 NA

メモ：

参考文献：

Logerstedt DS, Snyder-Mackler L, Ritter RC, Axe MJ. Knee pain and mobility impairments: meniscal and articular cartilage lesions. J Orthop Sports Phys Ther. 2010;40(6):A1–A35. doi:10.2519/jospt.2010.0304.

Logerste/dt DS, Snyder-Mackler L, Ritter RC, Axe MJ, Godges JJ. Knee stability and movement coordination impairments: knee ligament sprain. J Orthop Sports Phys Ther. 2010;40(4):A1–A37. doi:10.2519/jospt.2010.0303.

Single limb triple hop for distance and exercise
（シングルリンブトリプルホップフォーデイスタンスアンドエクササイズ）

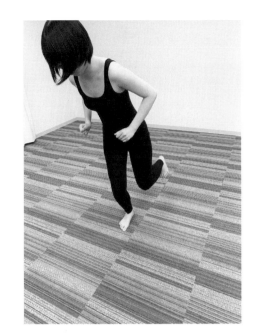

1　　2　　3

Don't move!

目的：膝靱帯損傷や下肢協調運動障害に対してファンクショナルパフォーマンスを検査

方法：

　症例は検査前に健側で2回練習をする。セラピストは、なるべく遠くに3回ジャンプするように指示するが、最後のジャンプは2秒以上の着地姿勢保持が必要であることを伝える。計測は健側から行い、2回練習をしてから2回計測する。2秒以上着地姿勢を保持できない場合は、さらに繰り返す。

陽性：

　スポーツ復帰のためには、健側の90％以上が推奨される。

備考：

- ファンクショナルパフォーマンステストは4つ種類がある。
- 仮に手術をして1年以内の場合は装具を装着して行う。

＜エビデンス＞
　信頼性 0.97（健常者）
　感度　　NA
　特異度 NA
　陽性尤度比 NA
　陰性尤度比 NA

メモ：

参考文献：

Logerstedt DS, Snyder-Mackler L, Ritter RC, Axe MJ. Knee pain and mobility impairments: meniscal and articular cartilage lesions. J Orthop Sports Phys Ther. 2010;40(6):A1–A35. doi:10.2519/jospt.2010.0304.

Logerstedt DS, Snyder-Mackler L, Ritter RC, Axe MJ, Godges JJ. Knee stability and movement coordination impairments: knee ligament sprain. J Orthop Sports Phys Ther. 2010;40(4):A1–A37. doi:10.2519/jospt.2010.0303.

Single limb cross over hop test for distance and exercise
（シングルリンブクロスオーバーホップテストフォーディスタンスアンドエクササイズ）

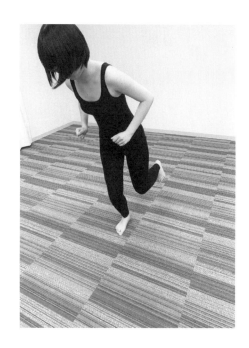
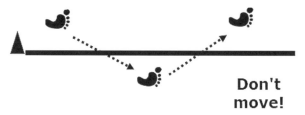

Don't
move!

目的：膝靱帯損傷や下肢協調運動障害に対してファンクショナルパフォーマンスを検査

方法：
症例は検査前に健側で2回練習をする。セラピストは右を計測する場合、右方向、左方向、再び右方向にジャンプするように指示するが、最後のジャンプは2秒以上の着地姿勢保持が必要となる。計測は健側から行い、2回練習をしてから2回計測する。2秒以上着地姿勢を保持できない場合は、さらに繰り返す。

陽性：
スポーツ復帰のためには、健側の90％以上が推奨される。

備考：
- ファンクショナルパフォーマンステストは4つ種類がある。
- 仮に手術をして1年以内の場合は装具を装着して行う。

＜エビデンス＞
信頼性 0.93（健常者）
感度　　NA
特異度 NA
陽性尤度比 NA
陰性尤度比 NA

メモ：

参考文献：

Logerstedt DS, Snyder-Mackler L, Ritter RC, Axe MJ. Knee pain and mobility impairments: meniscal and articular cartilage lesions. J Orthop Sports Phys Ther. 2010;40(6):A1–A35. doi:10.2519/jospt.2010.0304.

Logerstedt DS, Snyder-Mackler L, Ritter RC, Axe MJ, Godges JJ. Knee stability and movement coordination impairments: knee ligament sprain. J Orthop Sports Phys Ther. 2010;40(4):A1–A37. doi:10.2519/jospt.2010.0303.

Single limb 6 meter hop test timed and exercise
（シングルリンブ6mホップテストタイムド アンドエクササイズ）

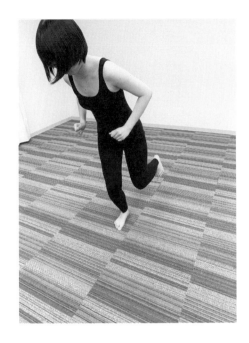
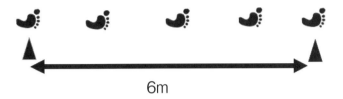

6m

目的：膝靭帯損傷や下肢協調運動障害に対してファンクショナルパフォーマンスを検査

方法：

症例は検査前に健側で2回練習をする。セラピストは6m間隔にコーンを置き、なるべく早くジャンプするように指示する。計測は健側から行い、2回練習をしてから2回計測する。

陽性：

スポーツ復帰のためには、健側の90%以上が推奨される。

備考：

- ファンクショナルパフォーマンステストは4つ種類がある。
- 仮に手術をして1年以内の場合は装具を装着して行う。

<エビデンス>
信頼性 0.93（健常者）
感度　　NA
特異度 NA
陽性尤度比 NA
陰性尤度比 NA

メモ：

参考文献：

Logerstedt DS, Snyder-Mackler L, Ritter RC, Axe MJ. Knee pain and mobility impairments: meniscal and articular cartilage lesions. J Orthop Sports Phys Ther. 2010;40(6):A1–A35. doi:10.2519/jospt.2010.0304.

Logerstedt DS, Snyder-Mackler L, Ritter RC, Axe MJ, Godges JJ. Knee stability and movement coordination impairments: knee ligament sprain. J Orthop Sports Phys Ther. 2010;40(4):A1–A37. doi:10.2519/jospt.2010.0303.

Supplement
附録

本書ではほとんどのテストに統計学的数値を掲載している。その見方、扱い方について下記にまとめたので付録として参照して頂きたい。

●尤度比（ゆうどひ）とは？
　→「起こりやすさ，もっともらしさの比率」
　→陽性尤度比と　陰性尤度比があり
　→陽性尤度比：起こりやすさ
　→陰性尤度比：起こりにくさ

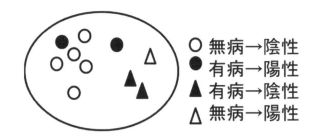

●感度 とは？
　真陽性の数／実際の陽性の人の合計（2／4）
　　1に近いほど信頼性有り

●特異度 とは？
　真陰性の数／実際の陰性の人の合計（5／6）
　　1に近いほど除外診断として信頼性有り
注意）感度もしくは特異度を100倍にして表記する場合もあるようであるが、本書では上記とする

●陽性尤度比とは？
　「陽性尤度比＝感度／（1−特異度）」
　　（2／4）／（1−5／6）＝3
　検査が陽性だった場合の尤度の比
　大きいほど（＋∞に近いほど）確定診断に優れる
　（陽性反応的中率が高くなる）

●陰性尤度比とは？
　「陰性尤度比＝（1−感度）／特異度」
　　（1−（2／4））／（5／6）＝0.60
　検査が陰性だった場合の尤度の比
　小さいほど（0に近いほど）除外診断に優れる
　（陰性反応的中率が高くなる）

●臨床上、図の三角の症例を0にすることは不可能であるが0にする努力は必要である。さらにどんなに優秀なセラピストが診断しても三角の症例を0にすることは不可能であることを十分認識し診断することが最も重要である。よって様々な方法を駆使し最終的に診断していくことが現実的な方法であり、ある一つの方法論や手技だけで診断および治療展開していくことはリスクがあることを認識する必要がある。

著者プロフィール
城下　貴司（しろしたたかし）
　専門理学療法士（運動器）　認定理学療法士（スポーツ）
　Certificate in Orthopedic Manual Therapy(in Manual Concepts)
　Certificated Mulligan Practitioner (CMP)
　NSCA認定パーソナルトレーナー(NSCA-CPT)
　ストレングス＆コンディショニングスペシャリスト(CSCS)
　公認　Ergon IASTM International trainer
　障害者スポーツ指導員中級ライセンス
　入谷足底板療法　上級修了者
学歴
　麻布大学獣医学部獣医学科　2年中退
　国立療養所箱根病院附属リハビリテーション学院理学療法学科卒業
　国立大学法人電気通信大学　システム工学科　卒業
　国立大学法人筑波大学大学院　体育研究科スポーツ医学研究室　修士課程修了
　早稲田大学大学院　スポーツ科学学術院　博士後期課程修了 スポーツ科学博士
職歴
　国立療養所村山病院　リハビリテーション科
　医療法人社団慶優会　増本整形外科クリニック
　葵学園　埼玉医療福祉専門学校　理学療法科　専任教員
　群馬パース学園　群馬パース大学　保健科学部理学療法学科　講師
　NPO法人　Body Logic研究会 代表

運動機能系理学療法診断学
下肢編

2021年4月14日　初版第1刷発行

著　者　城下貴司
発行者　谷村勇輔
発行所　ブイツーソリューション
　　　　〒466-0848 名古屋市昭和区長戸町4-40
　　　　TEL：052-799-7391 / FAX：052-799-7984
発売元　星雲社（共同出版社・流通責任出版社）
　　　　〒112-0005 東京都文京区水道1-3-30
　　　　TEL：03-3868-3275 / FAX：03-3868-6588
印刷所　藤原印刷